Cucina Leggera

Ricette Gustose a Basso Contenuto di Carboidrati

Alessia Rossi

Sommario

Piatto semplice di cozze 8
Calamari Fritti Semplici E Salsa Gustosa 10
Calamari E Gamberi Al Forno 12
Insalata Di Polpo 14
Zuppa di vongole 16
Passera e gamberetti deliziosi 18
insalata di gamberetti 22
Ostriche deliziose 24
Incredibili involtini di salmone 26
Spiedini Di Salmone 28
Gambero grigliato 30
insalata di calamari 32
Insalata di merluzzo 34
Insalata Di Sardine 36
Delizia di vongole italiane 37
Salmone glassato all'arancia 39
Deliziosa Salsa Di Tonno E Chimichurri 41
Bocconcini Di Salmone E Salsa Di Peperoncino 43
Vongole irlandesi 46
Capesante Scottate E Uva Arrostita 48
Ostriche E Pico De Gallo 50
Calamari Alla Griglia E Guacamole Gustoso 52
Delizia Di Gamberetti E Cavolfiore 54
Salmone Ripieno Di Gamberetti 57
Salmone glassato alla senape 59
Incredibile piatto di salmone 61
Capesante E Salsa Di Finocchi 64
Condimento Di Salmone E Limone 66
Zuppa Di Cozze 68
Salsa Di Pesce Spada E Mango 70
Gustosa ciotola di sushi 72
Ricette di pollame chetogeniche 76

Ali Di Pollo E Gustoso Chutney Alla Menta	79
Polpette Di Pollo	81
Gustose ali di pollo alla griglia	83
Pollo al forno facile	85
Pollo italiano speciale	87
Pollo al limone semplice	89
Pollo Fritto E Salsa Alla Paprica	91
Fajitas di pollo fantastiche	93
Pollo E Funghi In Padella	95
Tapenade Di Pollo E Olive	97
Petto d'anatra delizioso	99
Petto D'anatra Con Verdure Gustose	101
Gustosa pancetta di maiale arrosto	103
Incredibile maiale ripieno	105
Deliziose braciole di maiale	107
Involtini di maiale italiani	109
Maiale Al Limone E Aglio	111
Maiale giamaicano	113
Arrosto di maiale ai mirtilli rossi	115
Braciole di maiale succose	117
Braciole Di Maiale Semplici E Veloci	119
Maiale Mediterraneo	121
Delizie semplici di braciole di maiale	123
Braciole Di Maiale Piccanti	125
Gustosa carne tailandese	127
Le migliori polpette di manzo	129
Arrosto di manzo incredibile	131
Coppe Di Zucchine Di Manzo	133
Zucca Ripiena Di Manzo E Pomodoro	137
Gustoso peperoncino di manzo	139
Polpettone Di Manzo Glassato	141
Manzo E Tzatziki Deliziosi	143
Polpette E Gustosa Salsa Di Funghi	145
Zuppa Di Manzo E Crauti	148
Casseruola Di Manzo Macinato	150
Zoodles e manzo deliziosi	152

Tortini di manzo giamaicani 154
Goulash incredibile 158
Casseruola Di Manzo E Melanzane 160
Costolette di agnello brasate 162
Incredibile insalata di agnello 165
Agnello marocchino 167
Deliziosa Salsa Di Agnello E Senape 169
Gustoso curry di agnello 172
Gustoso Stufato Di Agnello 174
Deliziosa casseruola di agnello 176
Agnello straordinario 178
Costolette di agnello alla lavanda 180
Costolette di agnello in crosta 182
Agnello E Condimento All'arancia 184
Costolette Di Agnello E Gustoso Pesto Alla Menta 186
Agnello Con Finocchio E Fichi 188
Vitello E Cavolo Al Forno 190
Delizioso manzo alla borgognona 192
Manzo Arrosto 195
Stufato di manzo incredibile 197
Stufato Di Maiale Delizioso 199
Stufato Di Salsiccia Delizioso 201
Spezzatino Di Manzo Alla Borgogna 203
Verdi in stile catalano 205
Zuppa di bietole 207
Zuppa speciale di bietole 209
Crema Di Pomodori Arrostiti 211
Zuppa Di Melanzane 213
Stufato Di Melanzane 215
Zuppa Di Peperoni Arrostiti 217
Zuppa Di Cavolo Deliziosa 219
Ricette di dessert chetogenici 221
Tartufi al cioccolato 222
Ciambelle deliziose 224

Piatto semplice di cozze

Ti bastano pochi semplici ingredienti per realizzare un piatto gustoso e veloce!

Tempo di preparazione: 5 minuti
Tempo di cottura: 5 minuti
Porzioni: 4

Ingredienti:

- Cozze da 2 libbre, sbucciate e lavate
- 2 spicchi d'aglio, tritati
- 1 cucchiaio di burro chiarificato
- Una spruzzata di succo di limone

Indicazioni:

1. Mettete un po' d'acqua in una pentola, aggiungete le cozze, portate ad ebollizione a fuoco medio, fate cuocere per 5 minuti, togliete dal fuoco, scartate le cozze non aperte e trasferitele in una ciotola.
2. In un'altra ciotola, mescolare il burro chiarificato con l'aglio e il succo di limone, sbattere e scaldare nel microonde per 1 minuto.
3. Versatela sulle cozze e servitela subito.

Godere!

Nutrizione:calorie 50, grassi 1, fibre 0, carboidrati 0,5, proteine 2

Calamari Fritti Semplici E Salsa Gustosa

Questo è uno dei nostri piatti preferiti di calamari keto!

Tempo di preparazione: 10 minuti
Tempo di cottura: 20 minuti
Porzioni: 2

Ingredienti:

- 1 calamaro, tagliato ad anelli medi
- Un pizzico di pepe di cayenna
- 1 uovo, sbattuto
- 2 cucchiai di farina di cocco
- Sale e pepe nero a piacere
- Olio di cocco per friggere
- 1 cucchiaio di succo di limone
- 4 cucchiai di maionese
- 1 cucchiaino di salsa sriracha

Indicazioni:

1. Condire gli anelli di calamaro con sale, pepe e pepe di Cayenna e metterli in una ciotola.
2. In una ciotola sbattete l'uovo con sale, pepe e farina di cocco e sbattete bene.

3. Immergi gli anelli di calamari in questo mix.
4. Scaldare una padella con abbastanza olio di cocco a fuoco medio, aggiungere gli anelli di calamari, cuocerli finché non diventano dorati su entrambi i lati.
5. Trasferire su carta assorbente, scolare il grasso e mettere in una ciotola.
6. In un'altra ciotola, mescolate la maionese con il succo di limone e la salsa sriracha, mescolate bene e servite i vostri anelli di calamari con questa salsa a parte.

Godere!

Nutrizione: calorie 345, grassi 32, fibre 3, carboidrati 3, proteine 13

Calamari E Gamberi Al Forno

Questo piatto di pesce chetogenico è fantastico!

Tempo di preparazione: 10 minuti
Tempo di cottura: 20 minuti
Porzioni: 1

Ingredienti:
- 8 once di calamari, tagliati ad anelli medi
- 7 once di gamberetti, sbucciati e privati
- 1 uovo
- 3 cucchiai di farina di cocco
- 1 cucchiaio di olio di cocco
- 2 cucchiai di avocado, tritato
- 1 cucchiaino di concentrato di pomodoro
- 1 cucchiaio di maionese
- Una spruzzata di salsa Worcestershire
- 1 cucchiaino di succo di limone
- 2 fette di limone
- Sale e pepe nero a piacere
- ½ cucchiaino di curcuma

Indicazioni:
1. In una ciotola, sbattere l'uovo con l'olio di cocco.
2. Aggiungere gli anelli di calamari e i gamberi e mescolare per ricoprire.
3. In un'altra ciotola, mescolare la farina con sale, pepe e curcuma e mescolare.
4. Immergere i calamari e i gamberi in questo mix, posizionare il tutto su una teglia foderata, infornare a 400 gradi F e cuocere per 10 minuti.
5. Girare calamari e gamberi e cuocere per altri 10 minuti.
6. Nel frattempo, in una ciotola, mescolate l'avocado con la maionese e il concentrato di pomodoro e schiacciateli con una forchetta.
7. Aggiungere la salsa Worcestershire, il succo di limone, sale e pepe e mescolare bene.
8. Dividere i calamari e i gamberi al forno nei piatti e servire con la salsa e il succo di limone a parte.

Godere!

Nutrizione: calorie 368, grassi 23, fibre 3, carboidrati 10, proteine 34

Insalata Di Polpo

È così fresco e leggero!

Tempo di preparazione: 10 minuti
Tempo di cottura: 40 minuti
Porzioni: 2

Ingredienti:

- 21 once di polpo, sciacquato
- Succo di 1 limone
- 4 gambi di sedano, tritati
- 3 once di olio d'oliva
- Sale e pepe nero a piacere
- 4 cucchiai di prezzemolo, tritato

Indicazioni:

1. Mettere il polpo in una pentola, aggiungere acqua fino a coprire, coprire, portare ad ebollizione a fuoco medio, cuocere per 40 minuti, scolare e lasciare da parte a raffreddare.
2. Tritare il polpo e metterlo in un'insalatiera.
3. Aggiungete i gambi di sedano, il prezzemolo, l'olio e il succo di limone e mescolate bene.

4. Condire con sale e pepe, mescolare nuovamente e servire.

Godere!

Nutrizione: calorie 140, grassi 10, fibre 3, carboidrati 6, proteine 23

Zuppa di vongole

È perfetto per una giornata invernale molto fredda!

Tempo di preparazione: 10 minuti
Tempo di cottura: 2 ore
Porzioni: 4

Ingredienti:
- 1 tazza di gambi di sedano, tritati
- Sale e pepe nero a piacere
- 1 cucchiaino di timo, macinato
- 2 tazze di brodo di pollo
- 14 once di vongole in scatola
- 2 tazze di panna da montare
- 1 tazza di cipolla, tritata
- 13 fette di pancetta, tritate

Indicazioni:
1. Scaldate una padella a fuoco medio, aggiungete le fette di pancetta, fatele rosolare e trasferitele in una ciotola.
2. Riscaldare la stessa padella a fuoco medio, aggiungere il sedano e la cipolla, mescolare e cuocere per 5 minuti.

3. Trasferisci tutto nel tuo Crockpot, aggiungi anche la pancetta, le vongole, sale, pepe, brodo, timo e panna montata, mescola e cuoci a temperatura Alta per 2 ore.
4. Dividere nelle ciotole e servire.

Godere!

Nutrizione:calorie 420, grassi 22, fibre 0, carboidrati 5, proteine 25

Passera e gamberetti deliziosi

Hai appena avuto l'opportunità di imparare una fantastica ricetta cheto!

Tempo di preparazione: 10 minuti
Tempo di cottura: 20 minuti
Porzioni: 4

Ingredienti:

Per il condimento:

- 2 cucchiaini di cipolla in polvere
- 2 cucchiaini di timo essiccato
- 2 cucchiaini di paprika dolce
- 2 cucchiaini di aglio in polvere
- Sale e pepe nero a piacere
- ½ cucchiaino di pimento, macinato
- 1 cucchiaino di origano essiccato
- Un pizzico di pepe di cayenna
- ¼ cucchiaino di noce moscata, macinata
- ¼ di cucchiaino di chiodi di garofano
- Un pizzico di cannella in polvere

Per l'étouffè:

- 2 scalogni, tritati
- 1 cucchiaio di burro chiarificato
- 8 once di pancetta, affettata
- 1 peperone verde, tritato
- 1 gambo di sedano, tritato
- 2 cucchiai di farina di cocco
- 1 pomodoro, tritato
- 4 spicchi d'aglio, tritati
- 8 once di gamberetti, sbucciati, privati e tritati
- 2 tazze di brodo di pollo
- 1 cucchiaio di latte di cocco
- Una manciata di prezzemolo, tritato
- 1 cucchiaino di salsa Tabasco
- Sale e pepe nero a piacere

Per la passera:

- 4 filetti di passera
- 2 cucchiai di burro chiarificato

Indicazioni:
1. In una ciotola, mescolare la paprika con timo, aglio e cipolla in polvere, sale, pepe, origano, pimento, pepe di cayenna, chiodi di garofano, noce moscata e cannella e mescolare.
2. Conservare 2 cucchiai di questo mix, strofinare la passera con il resto e lasciare da parte.
3. Scaldare una padella a fuoco medio, aggiungere la pancetta, mescolare e cuocere per 6 minuti.
4. Aggiungere il sedano, il peperone, lo scalogno e 1 cucchiaio di burro chiarificato, mescolare e cuocere per 4 minuti.
5. Aggiungere il pomodoro e l'aglio, mescolare e cuocere per 4 minuti.
6. Aggiungere la farina di cocco e il condimento messo da parte, mescolare e cuocere per altri 2 minuti.
7. Aggiungere il brodo di pollo e portare a ebollizione.
8. Nel frattempo, scalda una padella con 2 cucchiai di burro chiarificato a fuoco medio-alto, aggiungi il pesce, cuoci per 2 minuti, gira e taglia per altri 2 minuti.
9. Aggiungere i gamberi nella padella con il brodo, mescolare e cuocere per 2 minuti.
10. Aggiungere prezzemolo, sale, pepe, latte di cocco e salsa Tabasco, mescolare e togliere dal fuoco.

11. Dividere il pesce nei piatti, condire con la salsa di gamberetti e servire.

Godere!

Nutrizione: calorie 200, grassi 5, fibre 7, carboidrati 4, proteine 20

insalata di gamberetti

Servi questa insalata fresca stasera per cena!

Tempo di preparazione: 10 minuti
Tempo di cottura: 10 minuti
Porzioni: 4

Ingredienti:

- 2 cucchiai di olio d'oliva
- 1 libbra di gamberi, sbucciati e privati dei peli
- Sale e pepe nero a piacere
- 2 cucchiai di succo di lime
- 3 indivie, foglie separate
- 3 cucchiai di prezzemolo, tritato
- 2 cucchiaini di menta, tritata
- 1 cucchiaio di dragoncello, tritato
- 1 cucchiaio di succo di limone
- 2 cucchiai di maionese
- 1 cucchiaino di scorza di lime
- ½ tazza di panna acida

Indicazioni:

1. In una ciotola, mescolare i gamberi con sale, pepe e olio d'oliva, mescolarli per ricoprirli e stenderli su una teglia foderata.
2. Introdurre i gamberi nel forno a 400 gradi F e cuocere per 10 minuti.
3. Aggiungi il succo di lime, mescolali per ricoprirli nuovamente e lasciali da parte per ora.
4. In una ciotola, mescolare la maionese con panna acida, scorza di lime, succo di limone, sale, pepe, dragoncello, menta e prezzemolo e mescolare molto bene.
5. Tritare i gamberetti, aggiungerli al condimento per l'insalata, mescolare per ricoprire il tutto e aggiungere le foglie di indivia con un cucchiaio.
6. Servire subito.

Godere!

Nutrizione: calorie 200, grassi 11, fibre 2, carboidrati 1, proteine 13

Ostriche deliziose

Questo piatto speciale e saporito è qui per stupirti!

Tempo di preparazione: 10 minuti
Tempo di cottura: 0 minuti
Porzioni: 4

Ingredienti:
- 12 ostriche, sgusciate
- Succo di 1 limone
- Succo di 1 arancia
- Scorza di 1 arancia
- Succo di 1 lime
- Scorza di 1 lime
- 2 cucchiai di ketchup
- 1 peperoncino serrano, tritato
- 1 tazza di succo di pomodoro
- ½ cucchiaino di zenzero, grattugiato
- ¼ cucchiaino di aglio, tritato
- Sale a piacere
- ¼ tazza di olio d'oliva
- ¼ tazza di coriandolo, tritato

- ¼ tazza di scalogno, tritato

Indicazioni:
1. In una ciotola, mescolare il succo di limone, il succo d'arancia, la scorza d'arancia, il succo e la scorza di lime, il ketchup, il peperoncino, il succo di pomodoro, lo zenzero, l'aglio, l'olio, lo scalogno, il coriandolo e il sale e mescolare bene.
2. Versatelo nelle ostriche e servitele.

Godere!

Nutrizione: calorie 100, grassi 1, fibre 0, carboidrati 2, proteine 5

Incredibili involtini di salmone

Questo piatto asiatico è semplicemente delizioso!

Tempo di preparazione: 10 minuti
Tempo di cottura: 0 minuti
Porzioni: 12

Ingredienti:
- 2 semi di nori
- 1 piccolo avocado, snocciolato, sbucciato e tritato finemente
- 6 once di salmone affumicato. Affettato
- 4 once di crema di formaggio
- 1 cetriolo, affettato
- 1 cucchiaino di pasta di wasabi
- Zenzero raccolto per servire

Indicazioni:
1. Metti i fogli di nori su una stuoia per sushi.
2. Dividete sopra le fette di salmone e anche le fette di avocado e cetriolo.
3. In una ciotola, mescolare la crema di formaggio con la pasta di wasabi e mescolare bene.

4. Distribuitelo sulle fette di cetriolo, arrotolate i fogli di alga nori, pressate bene, tagliate ciascuno in 6 pezzi e servite con lo zenzero sottaceto.

Godere!

Nutrizione:calorie 80, grassi 6, fibre 1, carboidrati 2, proteine 4

Spiedini Di Salmone

Sono facili da preparare e sono molto salutari!

Tempo di preparazione: 10 minuti
Tempo di cottura: 8 minuti
Porzioni: 4

Ingredienti:

- 12 once di filetto di salmone, a cubetti
- 1 cipolla rossa, tagliata a pezzetti
- ½ peperone rosso tagliato a pezzetti
- ½ peperone verde tagliato a pezzetti
- ½ peperone arancione tagliato a pezzetti
- Succo di 1 limone
- Sale e pepe nero a piacere
- Un filo d'olio d'oliva

Indicazioni:

1. Infilare gli spiedini con cipolla, peperone rosso, verde e arancione e cubetti di salmone.
2. Conditeli con sale e pepe, un filo d'olio e il succo di limone e metteteli sulla griglia preriscaldata a fuoco medio-alto.

3. Cuocere per 4 minuti per lato, dividere nei piatti e servire.

Godere!

Nutrizione: calorie 150, grassi 3, fibre 6, carboidrati 3, proteine 8

Gambero grigliato

Questo è perfetto! Basta dare un'occhiata!

Tempo di preparazione: 20 minuti
Tempo di cottura: 10 minuti
Porzioni: 4

Ingredienti:

- 1 libbra di gamberi, sbucciati e privati dei peli
- 1 cucchiaio di succo di limone
- 1 spicchio d'aglio, tritato
- ½ tazza di foglie di basilico
- 1 cucchiaio di pinoli, tostati
- 2 cucchiai di parmigiano, grattugiato
- 2 cucchiai di olio d'oliva
- Sale e pepe nero a piacere

Indicazioni:

1. Nel robot da cucina, mescolare il parmigiano con il basilico, l'aglio, i pinoli, l'olio, il sale, il pepe e il succo di limone e amalgamare bene.

2. Trasferirlo in una ciotola, aggiungere i gamberetti, mescolare per ricoprire e lasciare da parte per 20 minuti.
3. Infilare gli spiedini con i gamberetti marinati, posizionarli sulla griglia preriscaldata a fuoco medio-alto, cuocere per 3 minuti, capovolgere e cuocere per altri 3 minuti.
4. Disporre sui piatti e servire.

Godere!

Nutrizione: calorie 185, grassi 11, fibre 0, carboidrati 2, proteine 13

insalata di calamari

È una scelta eccellente per una giornata estiva!

Tempo di preparazione: 30 minuti
Tempo di cottura: 4 minuti
Porzioni: 4

Ingredienti:

- 2 peperoncini rossi lunghi, tritati
- 2 peperoncini rossi piccoli, tritati
- 2 spicchi d'aglio, tritati
- 3 cipolle verdi, tritate
- 1 cucchiaio di aceto balsamico
- Sale e pepe nero a piacere
- Succo di 1 limone
- 6 libbre di cappucci di calamari, tentacoli riservati
- 3,5 once di olio d'oliva
- 3 once di rucola per servire

Indicazioni:

1. In una ciotola, mescolare i peperoncini rossi lunghi con i peperoncini rossi piccoli, le cipolle verdi, l'aceto, metà

dell'olio, l'aglio, il sale, il pepe e il succo di limone e mescolare bene.
2. Mettere i calamari e i tentacoli in una ciotola, condire con sale e pepe, irrorare il resto dell'olio, mescolare per ricoprire e posizionare sulla griglia preriscaldata a fuoco medio-alto.
3. Cuocere per 2 minuti su ciascun lato e trasferirli nella marinata di peperoncino che avete preparato.
4. Mescolare per ricoprire e lasciare da parte per 30 minuti.
5. Disporre la rucola nei piatti, guarnire con i calamari e la sua marinata e servire.

Godere!

Nutrizione:calorie 200, grassi 4, fibre 2, carboidrati 2, proteine 7

Insalata di merluzzo

Vale sempre la pena provare qualcosa di nuovo!

Tempo di preparazione: 2 ore e 10 minuti
Tempo di cottura: 20 minuti
Porzioni: 8

Ingredienti:
- 2 tazze di peperoni in barattolo, tritati
- 2 libbre di baccalà
- 1 tazza di prezzemolo, tritato
- 1 tazza di olive Kalamata, snocciolate e tritate
- 6 cucchiai di capperi
- ¾ tazza di olio d'oliva
- Sale e pepe nero a piacere
- Succo di 2 limoni
- 4 spicchi d'aglio, tritati
- 2 costole di sedano, tritate
- ½ cucchiaino di scaglie di peperoncino rosso
- 1 cespo di scarola, foglie separate

Indicazioni:

1. Mettete il merluzzo in una pentola, aggiungete acqua fino a coprire, portate a bollore a fuoco medio, fate bollire per 20 minuti, scolatelo e tagliatelo a pezzi medi.
2. Mettere il baccalà in un'insalatiera, aggiungere peperoni, prezzemolo, olive, capperi, sedano, aglio, succo di limone, sale, pepe, olio d'oliva e scaglie di peperoncino e mantecare.
3. Disporre le foglie di scarola su un piatto da portata, aggiungere l'insalata di merluzzo e servire.

Godere!

Nutrizione:calorie 240, grassi 4, fibre 2, carboidrati 6, proteine 9

Insalata Di Sardine

È un'insalata invernale ricca e nutriente da provare presto!

Tempo di preparazione: 10 minuti
Tempo di cottura: 0 minuti
Porzioni: 1

Ingredienti:
- 5 once di sarde in scatola sott'olio
- 1 cucchiaio di succo di limone
- 1 cetriolo piccolo, tritato
- ½ cucchiaio di senape
- Sale e pepe nero a piacere

Indicazioni:
1. Scolate le sarde, mettetele in una ciotola e schiacciatele con una forchetta.
2. Aggiungere sale, pepe, cetriolo, succo di limone e senape, mescolare bene e servire freddo.

Godere!

Nutrizione: calorie 200, grassi 20, fibre 1, carboidrati 0, proteine 20

Delizia di vongole italiane

È una delizia italiana speciale! Servi questo fantastico piatto alla tua famiglia!

Tempo di preparazione: 10 minuti
Tempo di cottura: 10 minuti
Porzioni: 6

Ingredienti:

- ½ tazza di burro chiarificato
- 36 vongole lavate
- 1 cucchiaino di fiocchi di peperoncino, tritati
- 1 cucchiaino di prezzemolo, tritato
- 5 spicchi d'aglio, tritati
- 1 cucchiaio di origano essiccato
- 2 bicchieri di vino bianco

Indicazioni:

1. Scaldare una padella con il burro chiarificato a fuoco medio, aggiungere l'aglio, mescolare e cuocere per 1 minuto.
2. Aggiungete prezzemolo, origano, vino e scaglie di pepe e mescolate bene.

3. Aggiungete le vongole, mescolate, coprite e fate cuocere per 10 minuti.
4. Scartare le vongole non aperte, le vongole mestolo e il loro composto nelle ciotole e servire.

Godere!

Nutrizione: calorie 224, grassi 15, fibre 2, carboidrati 3, proteine 4

Salmone glassato all'arancia

Devi provarlo presto! È una deliziosa ricetta di pesce cheto!

Tempo di preparazione: 10 minuti
Tempo di cottura: 10 minuti
Porzioni: 2

Ingredienti:

- 2 limoni, a fette
- 1 libbra di salmone selvatico, senza pelle e tagliato a cubetti
- ¼ di tazza di aceto balsamico
- ¼ di tazza di succo d'arancia rossa
- 1 cucchiaino di olio di cocco
- 1/3 di tazza di marmellata di arance, senza zuccheri aggiunti

Indicazioni:

1. Scaldare una pentola a fuoco medio, aggiungere l'aceto, il succo d'arancia e la marmellata, mescolare bene, portare a ebollizione per 1 minuto, abbassare la temperatura, cuocere finché non si addensa un po' e togliere dal fuoco.

2. Disporre le fette di salmone e limone sugli spiedini e spennellarli su un lato con la glassa all'arancia.
3. Spennellare la griglia della cucina con olio di cocco e scaldare a fuoco medio.
4. Disporre gli spiedini di salmone sulla griglia con la parte glassata rivolta verso il basso e cuocere per 4 minuti.
5. Capovolgere gli spiedini, spennellarli con il resto della glassa all'arancia e cuocere per altri 4 minuti.
6. Servire subito.

Godere!

Nutrizione:calorie 160, grassi 3, fibre 2, carboidrati 1, proteine 8

Deliziosa Salsa Di Tonno E Chimichurri

Chi non adorerebbe questo piatto cheto?

Tempo di preparazione: 10 minuti
Tempo di cottura: 5 minuti
Porzioni: 4

Ingredienti:

- ½ tazza di coriandolo, tritato
- 1/3 di tazza di olio d'oliva
- 2 cucchiai di olio d'oliva
- 1 cipolla rossa piccola, tritata
- 3 cucchiai di aceto balsamico
- 2 cucchiai di prezzemolo, tritato
- 2 cucchiai di basilico, tritato
- 1 peperoncino jalapeno, tritato
- Bistecca di tonno da 1 libbra di qualità sushi
- Sale e pepe nero a piacere
- 1 cucchiaino di fiocchi di peperoncino
- 1 cucchiaino di timo, tritato
- Un pizzico di pepe di cayenna
- 3 spicchi d'aglio, tritati

- 2 avocado, snocciolati, sbucciati e affettati
- 6 once di rucola piccola

Indicazioni:

1. In una ciotola, mescolare 1/3 di tazza di olio con jalapeno, aceto, cipolla, coriandolo, basilico, aglio, prezzemolo, scaglie di pepe, timo, pepe di Caienna, sale e pepe, sbattere bene e lasciare da parte per ora.
2. Scaldare una padella con il resto dell'olio a fuoco medio-alto, aggiungere il tonno, aggiustare di sale e pepe, cuocere 2 minuti per lato, trasferire su un tagliere, lasciare raffreddare un po' e affettare.
3. Mescola la rucola con metà del mix di chimichurri che hai preparato e mescola per ricoprire.
4. Dividere la rucola nei piatti, guarnire con le fette di tonno, irrorare il resto della salsa chimichurri e servire con fette di avocado a parte.

Godere!

Nutrizione: calorie 186, grassi 3, fibre 1, carboidrati 4, proteine 20

Bocconcini Di Salmone E Salsa Di Peperoncino

Questa è una combinazione fantastica e super gustosa!

Tempo di preparazione: 10 minuti
Tempo di cottura: 15 minuti
Porzioni: 6

Ingredienti:

- 1 tazza e ¼ di cocco, essiccato e non zuccherato
- 1 libbra di salmone, a cubetti
- 1 uovo
- Sale e pepe nero
- 1 cucchiaio di acqua
- 1/3 tazza di farina di cocco
- 3 cucchiai di olio di cocco

Per la salsa:

- ¼ cucchiaino di agar agar
- 3 spicchi d'aglio, tritati
- ¾ tazza d'acqua
- 4 peperoncini rossi tailandesi, tritati
- ¼ di tazza di aceto balsamico

- ½ tazza di stevia
- Un pizzico di sale

Indicazioni:
1. In una ciotola, mescolare la farina con sale e pepe e mescolare.
2. In un'altra ciotola, sbatti l'uovo e 1 cucchiaio di acqua.
3. Metti il cocco in una terza ciotola.
4. Passate i cubetti di salmone nella farina, nell'uovo e poi nel cocco e disponeteli su un piatto.
5. Scaldare una padella con l'olio di cocco a fuoco medio-alto, aggiungere i bocconcini di salmone, cuocere per 3 minuti su ciascun lato e trasferirli su carta assorbente.
6. Scaldare una padella con ¾ di tazza d'acqua a fuoco alto, cospargere l'agar agar e portare a ebollizione.
7. Cuocere per 3 minuti e togliere dal fuoco.
8. Nel frullatore, mescolate l'aglio con i peperoncini, l'aceto, la stevia e un pizzico di sale e frullate bene.
9. Trasferiscilo in una padella piccola e scaldalo a fuoco medio-alto.
10. Mescolare, aggiungere la miscela di agar e cuocere per 3 minuti.
11. Servite i vostri bocconcini di salmone con salsa di peperoncino a parte.

Godere!

Nutrizione:calorie 50, grassi 2, fibre 0, carboidrati 4, proteine 2

Vongole irlandesi

È un'ottima idea per la tua cena!

Tempo di preparazione: 10 minuti
Tempo di cottura: 10 minuti
Porzioni: 4

Ingredienti:

- 2 libbre di vongole, lavate
- 3 once di pancetta
- 1 cucchiaio di olio d'oliva
- 3 cucchiai di burro chiarificato
- 2 spicchi d'aglio, tritati
- 1 bottiglia di sidro infuso
- Sale e pepe nero a piacere
- Succo di ½ limone
- 1 piccola mela verde, tritata
- 2 rametti di timo, tritati

Indicazioni:

1. Scaldare una padella con l'olio a fuoco medio-alto, aggiungere la pancetta, farla rosolare per 3 minuti e abbassare la temperatura a media.

2. Aggiungere il burro chiarificato, l'aglio, il sale, il pepe e lo scalogno, mescolare e cuocere per 3 minuti.
3. Aumentare nuovamente la fiamma, aggiungere il sidro, mescolare bene e cuocere per 1 minuto.
4. Aggiungere le vongole e il timo, coprire la padella e cuocere a fuoco lento per 5 minuti.
5. Scartare le vongole non aperte, aggiungere il succo di limone e i pezzetti di mela, mescolare e dividere in ciotole.
6. Servire caldo.

Godere!

Nutrizione: calorie 100, grassi 2, fibre 1, carboidrati 1, proteine 20

Capesante Scottate E Uva Arrostita

Un'occasione speciale richiede un piatto speciale! Prova queste capesante cheto!

Tempo di preparazione: 5 minuti
Tempo di cottura: 10 minuti
Porzioni: 4

Ingredienti:

- Capesante da 1 libbra
- 3 cucchiai di olio d'oliva
- 1 scalogno, tritato
- 3 spicchi d'aglio, tritati
- 2 tazze di spinaci
- 1 tazza di brodo di pollo
- 1 cespo di lattuga romanesca
- 1 tazza e ½ di uva rossa, tagliata a metà
- ¼ tazza di noci, tostate e tritate
- 1 cucchiaio di burro chiarificato
- Sale e pepe nero a piacere

Indicazioni:

1. Mettete il romanesco nel robot da cucina, frullate e trasferite in una ciotola.
2. Scaldare una padella con 2 cucchiai di olio a fuoco medio-alto, aggiungere lo scalogno e l'aglio, mescolare e cuocere per 1 minuto.
3. Aggiungere il romanesco, gli spinaci e 1 tazza di brodo, mescolare, cuocere per 3 minuti, frullare con un frullatore ad immersione e togliere dal fuoco.
4. Scaldare un'altra padella con 1 cucchiaio di olio e il burro chiarificato a fuoco medio-alto, aggiungere le capesante, condire con sale e pepe, cuocere per 2 minuti, capovolgere e scottare per 1 altro minuto.
5. Distribuire il composto romanesco nei piatti, aggiungere a parte le capesante, guarnire con le noci e l'uva e servire.

Godere!

Nutrizione: calorie 300, grassi 12, fibre 2, carboidrati 6, proteine 20

Ostriche E Pico De Gallo

È aromatizzato e davvero delizioso!

Tempo di preparazione: 10 minuti
Tempo di cottura: 10 minuti
Porzioni: 6

Ingredienti:

- 18 ostriche, lavate
- Una manciata di coriandolo, tritato
- 2 pomodori, tritati
- 1 peperoncino jalapeno, tritato
- ¼ tazza di cipolla rossa, tritata finemente
- Sale e pepe nero a piacere
- ½ tazza di formaggio Monterey Jack, grattugiato
- 2 lime, tagliati a spicchi
- Succo di 1 lime

Indicazioni:

1. In una ciotola, mescolare la cipolla con jalapeno, coriandolo, pomodori, sale, pepe e succo di lime e mescolare bene.

2. Metti le ostriche sulla griglia preriscaldata a fuoco medio-alto, copri la griglia e cuoci per 7 minuti finché non si aprono.
3. Trasferisci le ostriche aperte su un piatto resistente al calore e scarta quelle non aperte.
4. Coprire le ostriche con il formaggio e introdurle nella griglia preriscaldata per 1 minuto.
5. Disporre le ostriche su un piatto da portata, guarnire ciascuna con il mix di pomodori preparato in precedenza e servire con spicchi di lime a parte.

Godere!

Nutrizione: calorie 70, grassi 2, fibre 0, carboidrati 1, proteine 1

Calamari Alla Griglia E Guacamole Gustoso

I calamari si abbinano perfettamente al delizioso guacamole!

Tempo di preparazione: 10 minuti
Tempo di cottura: 10 minuti
Porzioni: 2

Ingredienti:

- 2 calamari medi, tentacoli separati e tubi tagliati longitudinalmente
- Un filo d'olio d'oliva
- Succo di 1 lime
- Sale e pepe nero a piacere

Per il guacamole:

- 2 avocado, snocciolati, sbucciati e tritati
- Alcune sorgenti di coriandolo, tritate
- 2 peperoncini rossi, tritati
- 1 pomodoro, tritato
- 1 cipolla rossa, tritata
- Succo di 2 lime

Indicazioni:

1. Condire i calamari e i tentacoli dei calamari con sale, pepe, un filo d'olio d'oliva e massaggiare bene.
2. Posizionare sulla griglia preriscaldata a fuoco medio-alto con il lato rivolto verso il basso e cuocere per 2 minuti.
3. Capovolgi e cuoci per altri 2 minuti e trasferisci in una ciotola.
4. Aggiungere il succo di 1 lime, mescolare per ricoprire e tenere in caldo.
5. Mettete l'avocado in una ciotola e schiacciatelo con una forchetta.
6. Aggiungere il coriandolo, i peperoncini, il pomodoro, la cipolla e il succo di 2 lime e mescolare bene il tutto.
7. Dividere i calamari nei piatti, guarnire con il guacamole e servire.

Godere!

Nutrizione: calorie 500, grassi 43, fibre 6, carboidrati 7, proteine 20

Delizia Di Gamberetti E Cavolfiore

Ha un bell'aspetto e un sapore incredibile!

Tempo di preparazione: 10 minuti
Tempo di cottura: 15 minuti
Porzioni: 2

Ingredienti:

- 1 cucchiaio di burro chiarificato
- 1 testa di cavolfiore, cimette separate
- 1 libbra di gamberi, sbucciati e privati dei peli
- ¼ tazza di latte di cocco
- 8 once di funghi, tritati grossolanamente
- Un pizzico di scaglie di peperoncino
- Sale e pepe nero a piacere
- 2 spicchi d'aglio, tritati
- 4 fette di pancetta
- ½ tazza di brodo di manzo
- 1 cucchiaio di prezzemolo, tritato finemente
- 1 cucchiaio di erba cipollina, tritata

Indicazioni:

1. Scaldare una padella a fuoco medio-alto, aggiungere la pancetta, cuocere fino a renderla croccante, trasferire su carta assorbente e lasciare da parte.
2. Scaldare un'altra padella con 1 cucchiaio di grasso di pancetta a fuoco medio-alto, aggiungere i gamberi, cuocere per 2 minuti su ciascun lato e trasferire in una ciotola.
3. Riscaldare nuovamente la padella a fuoco medio, aggiungere i funghi, mescolare e cuocere per 3-4 minuti.
4. Aggiungere l'aglio, i fiocchi di pepe, mescolare e cuocere per 1 minuto.
5. Aggiungi brodo di manzo, sale, pepe e rimetti anche i gamberi nella padella.
6. Mescolare, cuocere finché il tutto non si sarà addensato un po', togliere dal fuoco e tenere in caldo.
7. Nel frattempo mettete il cavolfiore nel robot da cucina e tritatelo.
8. Mettilo in una padella riscaldata a fuoco medio-alto, mescola e cuoci per 5 minuti.
9. Aggiungete il burro chiarificato e il burro, mescolate e frullate con un frullatore ad immersione.
10. Salare e pepare a piacere, mescolare e dividere in ciotole.
11. Completare con il mix di gamberetti e servire con prezzemolo ed erba cipollina cosparsi dappertutto.

Godere!

Nutrizione: calorie 245, grassi 7, fibre 4, carboidrati 6, proteine 20

Salmone Ripieno Di Gamberetti

Diventerà presto una delle tue ricette keto preferite!

Tempo di preparazione: 10 minuti
Tempo di cottura: 25 minuti
Porzioni: 2

Ingredienti:
- 2 filetti di salmone
- Un filo d'olio d'oliva
- 5 once di gamberetti tigre, sbucciati, privati e tritati
- 6 funghi, tritati
- 3 cipolle verdi, tritate
- 2 tazze di spinaci
- ¼ di tazza di noci di macadamia, tostate e tritate
- Sale e pepe nero a piacere
- Un pizzico di noce moscata
- ¼ di tazza di maionese

Indicazioni:
1. Scaldare una padella con l'olio a fuoco medio-alto, aggiungere i funghi, le cipolle, sale e pepe, mescolare e cuocere per 4 minuti.

2. Aggiungere le noci di macadamia, mescolare e cuocere per 2 minuti.
3. Aggiungere gli spinaci, mescolare e cuocere per 1 minuto.
4. Aggiungere i gamberetti, mescolare e cuocere per 1 minuto.
5. Togliere dal fuoco, lasciare da parte per qualche minuto, aggiungere la maionese e la noce moscata e mescolare bene.
6. Praticare un'incisione nel senso della lunghezza in ogni filetto di salmone, salare e pepare, dividere il composto di spinaci e gamberetti in delle incisioni e adagiarle su un piano di lavoro.
7. Scaldare una padella con un filo d'olio a fuoco medio-alto, aggiungere il salmone ripieno, con la pelle rivolta verso il basso, cuocere per 1 minuto, abbassare la temperatura, coprire la padella e cuocere per 8 minuti.
8. Cuocere per 3 minuti, dividere nei piatti e servire.

Godere!

Nutrizione: calorie 430, grassi 30, fibre 3, carboidrati 7, proteine 50

Salmone glassato alla senape

Questo è uno dei nostri piatti preferiti a base di salmone cheto! Ti sentirai lo stesso!

Tempo di preparazione: 10 minuti
Tempo di cottura: 20 minuti
Porzioni: 1

Ingredienti:
- 1 filetto di salmone grande
- Sale e pepe nero a piacere
- 2 cucchiai di senape
- 1 cucchiaio di olio di cocco
- 1 cucchiaio di estratto di acero

Indicazioni:
1. In una ciotola, mescolare l'estratto d'acero con la senape e sbattere bene.
2. Condire il salmone con sale e pepe e spennellare il salmone con metà della miscela di senape
3. Scaldare una padella con l'olio a fuoco medio-alto, posizionare la carne del salmone verso il basso e cuocere per 5 minuti.

4. Spennellare il salmone con il resto della miscela di senape, trasferirlo su una teglia, infornare a 425 gradi F e cuocere per 15 minuti.
5. Servire con una gustosa insalata di contorno.

Godere!

Nutrizione: calorie 240, grassi 7, fibre 1, carboidrati 5, proteine 23

Incredibile piatto di salmone

Lo farai ancora e ancora!

Tempo di preparazione: 10 minuti
Tempo di cottura: 15 minuti
Porzioni: 4

Ingredienti:

- 3 tazze di acqua ghiacciata
- 2 cucchiaini di salsa sriracha
- 4 cucchiaini di stevia
- 3 scalogni, tritati
- Sale e pepe nero a piacere
- 2 cucchiaini di olio di semi di lino
- 4 cucchiaini di aceto di mele
- 3 cucchiaini di olio di avocado
- 4 filetti di salmone medi
- 4 tazze di rucola baby
- 2 tazze di cavolo cappuccio, tritato finemente
- 1 cucchiaino e ½ di condimento jerk giamaicano
- ¼ di tazza di pepitas, tostate
- 2 tazze di ravanello di anguria, tagliato a julienne

Indicazioni:
1. Metti l'acqua ghiacciata in una ciotola, aggiungi gli scalogni e lascia da parte.
2. In un'altra ciotola, mescolare la salsa sriracha con la stevia e mescolare bene.
3. Trasferisci 2 cucchiaini di questo composto in una ciotola e mescola con metà dell'olio di avocado, olio di semi di lino, aceto, sale e pepe e sbatti bene.
4. Cospargere il condimento jerk sul salmone, strofinare con la miscela di sriracha e stevia e condire con sale e pepe.
5. Scaldare una padella con il resto dell'olio di avocado a fuoco medio-alto, aggiungere il salmone, con la carne rivolta verso il basso, cuocere per 4 minuti, capovolgere e cuocere per altri 4 minuti e dividere tra i piatti.
6. In una ciotola, mescolare i ravanelli con il cavolo cappuccio e la rucola.
7. Aggiungere sale, pepe, sriracha e aceto e mescolare bene.
8. Aggiungilo accanto ai filetti di salmone, condisci la restante salsa sriracha e stevia dappertutto e guarnisci con pepitas e scalogno sgocciolato.

Godere!

Nutrizione: calorie 160, grassi 6, fibre 1, carboidrati 1, proteine 12

Capesante E Salsa Di Finocchi

Contiene molti elementi salutari ed è facile da preparare! Provalo se stai seguendo una dieta cheto!

Tempo di preparazione: 10 minuti
Tempo di cottura: 10 minuti
Porzioni: 2

Ingredienti:

- 6 capesante
- 1 finocchio, mondato, foglie tritate e bulbi tagliati a spicchi
- Succo di ½ lime
- 1 lime, tagliato a spicchi
- Scorza di 1 lime
- 1 tuorlo d'uovo
- 3 cucchiai di burro chiarificato, sciolto e riscaldato
- ½ cucchiaio di olio d'oliva
- Sale e pepe nero a piacere

Indicazioni:

1. Condire le capesante con sale e pepe, metterle in una ciotola e mescolare con metà del succo di lime e metà della scorza e mescolare per ricoprire.
2. In una ciotola, mescolare il tuorlo d'uovo con sale e pepe, il resto del succo di lime e il resto della scorza di lime e sbattere bene.
3. Aggiungere il burro chiarificato fuso e mescolare molto bene.
4. Aggiungete anche le foglie di finocchio e mescolate.
5. Spennellare gli spicchi di finocchio con olio, posizionarli sulla griglia riscaldata a fuoco medio-alto, cuocere per 2 minuti, capovolgere e cuocere per altri 2 minuti.
6. Aggiungere le capesante sulla griglia, cuocere per 2 minuti, capovolgere e cuocere per altri 2 minuti.
7. Dividere i finocchi e le capesante sui piatti, irrorare il mix di finocchi e burro chiarificato e servire con spicchi di lime a parte.

Godere!

Nutrizione: calorie 400, grassi 24, fibre 4, carboidrati 12, proteine 25

Condimento Di Salmone E Limone

Goditi un salmone cotto lentamente e un condimento delizioso!

Tempo di preparazione: 10 minuti
Tempo di cottura: 1 ora
Porzioni: 2

Ingredienti:

- 2 filetti di salmone medi
- Sale e pepe nero a piacere
- Un filo d'olio d'oliva
- 1 scalogno, tritato
- 1 cucchiaio di succo di limone
- 1 limone grande
- ¼ tazza di olio d'oliva
- 2 cucchiai di prezzemolo, tritato finemente

Indicazioni:

1. Spennellare i filetti di salmone con un filo d'olio d'oliva, cospargere di sale e pepe, disporli su una teglia foderata, infornare a 400 gradi F e cuocere per 1 ora.

2. Nel frattempo mettete lo scalogno in una ciotola, aggiungete 1 cucchiaio di succo di limone, sale e pepe, mescolate e lasciate da parte per 10 minuti.
3. Tagliare il limone intero a spicchi e poi molto sottilmente.
4. Aggiungetelo allo scalogno, aggiungete anche il prezzemolo e ¼ di tazza di olio d'oliva e mescolate il tutto.
5. Togliere il salmone dal forno, spezzettarlo in pezzi medi e servirlo con la salsa di limone a parte.

Godere!

Nutrizione: calorie 200, grassi 10, fibre 1, carboidrati 5, proteine 20

Zuppa Di Cozze

Dio mio! Questo è così bello!

Tempo di preparazione: 10 minuti
Tempo di cottura: 15 minuti
Porzioni: 6

Ingredienti:

- 2 libbre di cozze
- 28 once di pomodori in scatola, schiacciati
- 28 once di pomodori in scatola, tritati
- 2 tazze di brodo di pollo
- 1 cucchiaino di fiocchi di peperoncino, tritati
- 3 spicchi d'aglio, tritati
- 1 manciata di prezzemolo, tritato
- 1 cipolla gialla, tritata
- Sale e pepe nero a piacere
- 1 cucchiaio di olio d'oliva

Indicazioni:

1. Scaldare un forno olandese con l'olio a fuoco medio-alto, aggiungere la cipolla, mescolare e cuocere per 3 minuti.

2. Aggiungere l'aglio e i fiocchi di peperoncino, mescolare e cuocere per 1 minuto.
3. Aggiungete i pomodori schiacciati e tagliati a pezzetti e mescolate.
4. Aggiungere il brodo di pollo, sale e pepe, mescolare e portare a ebollizione.
5. Aggiungere le cozze lavate, salare e pepare, cuocere finché non si aprono, scartare quelle non aperte e mescolare con il prezzemolo.
6. Mescolare, dividere nelle ciotole e servire.

Godere!

Nutrizione: calorie 250, grassi 3, fibre 3, carboidrati 2, proteine 8

Salsa Di Pesce Spada E Mango

La salsa di mango è divina! Servitelo semplicemente con il pesce spada!

Tempo di preparazione: 10 minuti
Tempo di cottura: 6 minuti
Porzioni: 2

Ingredienti:

- 2 tranci di pesce spada medi
- Sale e pepe nero a piacere
- 2 cucchiaini di olio di avocado
- 1 cucchiaio di coriandolo, tritato
- 1 mango, tritato
- 1 avocado, snocciolato, sbucciato e tritato
- Un pizzico di cumino
- Un pizzico di cipolla in polvere
- Un pizzico di aglio in polvere
- 1 arancia, sbucciata e affettata
- ½ aceto balsamico

Indicazioni:

1. Condire le bistecche di pesce con sale, pepe, aglio in polvere, cipolla in polvere e cumino.
2. Scaldare una padella con metà dell'olio a fuoco medio-alto, aggiungere i tranci di pesce e cuocerli per 3 minuti su ciascun lato.
3. Nel frattempo, in una ciotola, mescolare l'avocado con il mango, il coriandolo, l'aceto balsamico, il sale, il pepe e il resto dell'olio e mescolare bene.
4. Dividere il pesce nei piatti, guarnire con la salsa di mango e servire con fette d'arancia a parte.

Godere!

Nutrizione: calorie 160, grassi 3, fibre 2, carboidrati 4, proteine 8

Gustosa ciotola di sushi

E' una ricetta gustosa e ricca di ottimi ingredienti!

Tempo di preparazione: 10 minuti
Tempo di cottura: 7 minuti
Porzioni: 4

Ingredienti:
- 1 bistecca di tonno ahi
- 2 cucchiai di olio di cocco
- 1 testa di cavolfiore, cimette separate
- 2 cucchiai di cipolle verdi, tritate
- 1 avocado, snocciolato, sbucciato e tritato
- 1 cetriolo, grattugiato
- 1 foglio nori, strappato
- Germogliano alcuni chiodi di garofano

Per il condimento dell'insalata:
- 1 cucchiaio di olio di sesamo
- 2 cucchiai di aminoacidi al cocco
- 1 cucchiaio di aceto di mele
- Un pizzico di sale
- 1 cucchiaino di stevia

Indicazioni:
1. Mettete le cimette di cavolfiore nel robot da cucina e frullate fino ad ottenere un "riso" di cavolfiore.
2. Mettete un po' d'acqua in una pentola, aggiungete un cestello per la cottura a vapore all'interno, aggiungete il riso al cavolfiore, portate a bollore a fuoco medio, coprite, fate cuocere a vapore per qualche minuto, scolate e trasferite il "riso" in una ciotola.
3. Scaldare una padella con l'olio di cocco a fuoco medio-alto, aggiungere il tonno, cuocere per 1 minuto per lato e trasferire su un tagliere.
4. Dividere il riso al cavolfiore in ciotole, guarnire con pezzi di nori, germogli di chiodi di garofano, cetriolo, cipolle verdi e avocado.
5. In una ciotola, mescolare l'olio di sesamo con l'aceto, gli aminoacidi di cocco, il sale e la stevia e frullare bene.
6. Irroratelo con riso al cavolfiore e verdure miste, guarnite con pezzi di tonno e servite.

Godere!

Nutrizione: calorie 300, grassi 12, fibre 6, carboidrati 6, proteine 15

Gustoso Pesce Spada Alla Griglia

Non è necessario essere un cuoco esperto per preparare questo gustoso piatto cheto!

Tempo di preparazione: 3 ore e 10 minuti
Tempo di cottura: 10 minuti
Porzioni: 4

Ingredienti:

- 1 cucchiaio di prezzemolo, tritato
- 1 limone, tagliato a spicchi
- 4 bistecche di pesce spada
- 3 spicchi d'aglio, tritati
- 1/3 tazza di brodo di pollo
- 3 cucchiai di olio d'oliva
- ¼ tazza di succo di limone
- Sale e pepe nero a piacere
- ½ cucchiaino di rosmarino essiccato
- ½ cucchiaino di salvia essiccata
- ½ cucchiaino di maggiorana essiccata

Indicazioni:

1. In una ciotola, mescolare il brodo di pollo con l'aglio, il succo di limone, l'olio d'oliva, il sale, il pepe, la salvia, la maggiorana e il rosmarino e frullare bene.
2. Aggiungere le bistecche di pesce spada, mescolare per ricoprire e conservare in frigorifero per 3 ore.
3. Metti le bistecche di pesce marinato sulla griglia preriscaldata a fuoco medio-alto e cuoci per 5 minuti su ciascun lato.
4. Disporre sui piatti, cospargere il prezzemolo e servire con spicchi di limone a parte.

Godere!

Nutrizione: calorie 136, grassi 5, fibre 0, carboidrati 1, proteine 20

Ricette di pollame chetogeniche

Deliziose crocchette di pollo

Questo è perfetto per un pasto amichevole!

Tempo di preparazione: 10 minuti
Tempo di cottura: 15 minuti
Porzioni: 2

Ingredienti:

- ½ tazza di farina di cocco
- 1 uovo
- 2 cucchiai di aglio in polvere
- 2 petti di pollo, tagliati a cubetti
- Sale e pepe nero a piacere
- ½ tazza di burro chiarificato

Indicazioni:

1. In una ciotola, mescolare l'aglio in polvere con la farina di cocco, sale e pepe e mescolare.
2. In un'altra ciotola, sbatti bene l'uovo.
3. Immergere i cubetti di petto di pollo nel composto di uova, poi nel mix di farina.
4. Scaldare una padella con il burro chiarificato a fuoco medio, far cadere i nuggets di pollo e cuocerli per 5 minuti su ciascun lato.

5. Trasferiscili su carta assorbente, scolali dal grasso e servili con un po' di gustoso ketchup a parte.

Godere!

Nutrizione:calorie 60, grassi 3, fibre 0,2, carboidrati 3, proteine 4

Ali Di Pollo E Gustoso Chutney Alla Menta

È così fresco e delizioso!

Tempo di preparazione: 20 minuti
Tempo di cottura: 25 minuti
Porzioni: 6

Ingredienti:
- 18 ali di pollo, tagliate a metà
- 1 cucchiaio di curcuma
- 1 cucchiaio di cumino, macinato
- 1 cucchiaio di zenzero, grattugiato
- 1 cucchiaio di coriandolo, macinato
- 1 cucchiaio di paprika
- Un pizzico di pepe di cayenna
- Sale e pepe nero a piacere
- 2 cucchiai di olio d'oliva

Per il chutney:
- Succo di ½ lime
- 1 tazza di foglie di menta
- 1 piccolo pezzo di zenzero, tritato
- ¾ tazza di coriandolo

- 1 cucchiaio di olio d'oliva
- 1 cucchiaio di acqua
- Sale e pepe nero a piacere
- 1 pepe serrano

Indicazioni:
1. In una ciotola, mescolare 1 cucchiaio di zenzero con cumino, coriandolo, paprika, curcuma, sale, pepe, pepe di Caienna e 2 cucchiai di olio e mescolare bene.
2. Aggiungere i pezzi di ali di pollo a questo mix, mescolare per ricoprire bene e conservare in frigorifero per 20 minuti.
3. Riscaldare la griglia a fuoco alto, aggiungere le ali marinate, cuocere per 25 minuti girandole di tanto in tanto e trasferirle in una ciotola.
4. Nel frullatore, mescolare la menta con il coriandolo, 1 pezzettino di zenzero, il succo di ½ lime, 1 cucchiaio di olio d'oliva, sale, pepe, acqua e pepe serrano e frullare molto bene.
5. Servite le vostre ali di pollo con questa salsa come contorno.

Godere!

Nutrizione: calorie 100, grassi 5, fibre 1, carboidrati 1, proteine 9

Polpette Di Pollo

Sbrigati e prepara queste fantastiche polpette oggi!

Tempo di preparazione: 10 minuti
Tempo di cottura: 15 minuti
Porzioni: 3

Ingredienti:

- 1 libbra di carne di pollo, macinata
- Sale e pepe nero a piacere
- 2 cucchiai di salsa ranch
- ½ tazza di farina di mandorle
- ¼ tazza di formaggio cheddar, grattugiato
- 1 cucchiaio di condimento ranch secco
- ¼ di tazza di salsa piccante+ un po' di più per servire
- 1 uovo

Indicazioni:

1. In una ciotola, mescolare la carne di pollo con sale, pepe, condimento ranch, farina, condimento ranch secco, formaggio cheddar, salsa piccante e l'uovo e mescolare molto bene.

2. Formare 9 polpette, disporle tutte su una teglia foderata e infornare a 500 gradi F per 15 minuti.
3. Servire le polpette di pollo con salsa piccante a parte.

Godere!

Nutrizione: calorie 156, grassi 11, fibre 1, carboidrati 2, proteine 12

Gustose ali di pollo alla griglia

Li farete in un attimo e avranno un sapore meraviglioso!

Tempo di preparazione: 2 ore e 10 minuti
Tempo di cottura: 15 minuti
Porzioni: 5

Ingredienti:

- Ali da 2 libbre
- Succo di 1 lime
- 1 manciata di coriandolo, tritato
- 2 spicchi d'aglio, tritati
- 1 peperoncino jalapeno, tritato
- 3 cucchiai di olio di cocco
- Sale e pepe nero a piacere
- Spicchi di lime per servire
- Salsa ranch per servire

Indicazioni:

1. In una ciotola, mescolare il succo di lime con coriandolo, aglio, jalapeno, olio di cocco, sale e pepe e sbattere bene.

2. Aggiungere le ali di pollo, mescolare per ricoprire e conservare in frigorifero per 2 ore.
3. Metti le ali di pollo sulla griglia preriscaldata a fuoco medio-alto e cuoci per 7 minuti su ciascun lato.
4. Servi queste fantastiche ali di pollo con salsa ranch e spicchi di lime come contorno.

Godere!

Nutrizione: calorie 132, grassi 5, fibre 1, carboidrati 4, proteine 12

Pollo al forno facile

È una ricetta di pollo keto molto semplice!

Tempo di preparazione: 10 minuti
Tempo di cottura: 20 minuti
Porzioni: 4

Ingredienti:

- 4 strisce di pancetta
- 4 petti di pollo
- 3 cipolle verdi, tritate
- 4 once di salsa ranch
- 1 oncia di aminoacidi al cocco
- 2 cucchiai di olio di cocco
- 4 once di formaggio cheddar, grattugiato

Indicazioni:

1. Scaldare una padella con l'olio a fuoco alto, aggiungere i petti di pollo, cuocere per 7 minuti, girare e cuocere per altri 7 minuti.
2. Nel frattempo, scaldare un'altra padella a fuoco medio-alto, aggiungere la pancetta, cuocere fino a renderla

croccante, trasferirla su carta assorbente, scolare il grasso e sbriciolarla.
3. Trasferire il petto di pollo in una teglia, aggiungere sopra gli aminoacidi di cocco, la pancetta sbriciolata, il formaggio e le cipolle verdi, infornare, mettere sulla griglia e cuocere ad alta temperatura per altri 5 minuti.
4. Dividere nei piatti e servire caldo.

Godere!

Nutrizione:calorie 450, grassi 24, fibre 0, carboidrati 3, proteine 60

Pollo italiano speciale

Questo è un piatto cheto in stile italiano che apprezziamo davvero!

Tempo di preparazione: 10 minuti
Tempo di cottura: 20 minuti
Porzioni: 4

Ingredienti:

- ¼ tazza di olio d'oliva
- 1 cipolla rossa, tritata
- 4 petti di pollo, senza pelle e disossati
- 4 spicchi d'aglio, tritati
- Sale e pepe nero a piacere
- ½ tazza di olive italiane, snocciolate e tritate
- 4 filetti di acciughe, tritati
- 1 cucchiaio di capperi, tritati
- 1 libbra di pomodori, tritati
- ½ cucchiaino di scaglie di peperoncino rosso

Indicazioni:

1. Condire il pollo con sale e pepe e ungerlo con metà dell'olio.

2. Mettetelo in una padella che avrete riscaldato a temperatura alta, fate cuocere per 2 minuti, girate e cuocete per altri 2 minuti.
3. Introdurre i petti di pollo nel forno a 450 gradi F e cuocere per 8 minuti.
4. Togliere il pollo dal forno e dividerlo nei piatti.
5. Scaldare la stessa padella con il resto dell'olio a fuoco medio, aggiungere i capperi, la cipolla, l'aglio, le olive, le acciughe, il peperoncino in scaglie e i capperi, mescolare e cuocere per 1 minuto.
6. Aggiungere sale, pepe e pomodori, mescolare e cuocere per altri 2 minuti.
7. Spruzzatelo sui petti di pollo e servite.

Godere!

Nutrizione: calorie 400, grassi 20, fibre 1, carboidrati 2, proteine 7

Pollo al limone semplice

Vedrai presto quanto è facile questa ricetta cheto!

Tempo di preparazione: 10 minuti
Tempo di cottura: 45 minuti
Porzioni: 6

Ingredienti:

- 1 pollo intero, tagliato a pezzi medi
- Sale e pepe nero a piacere
- Succo di 2 limoni
- Scorza di 2 limoni
- Buccia di limone di 2 limoni

Indicazioni:

1. Disporre i pezzi di pollo in una teglia, condire con sale e pepe a piacere e irrorare con il succo di limone.
2. Mescolare per ricoprire bene, aggiungere la scorza di limone e le scorze di limone, introdurre in forno a 375 gradi F e cuocere per 45 minuti.
3. Eliminare le scorze di limone, dividere il pollo nei piatti, irrorarlo con la salsa della pirofila e servire.

Godere!

Nutrizione:calorie 334, grassi 24, fibre 2, carboidrati 4,5, proteine 27

Pollo Fritto E Salsa Alla Paprica

È molto salutare e sarà un'ottima idea per la cena!

Tempo di preparazione: 10 minuti
Tempo di cottura: 20 minuti
Porzioni: 5

Ingredienti:

- 1 cucchiaio di olio di cocco
- Petti di pollo da 3 libbre e mezzo
- 1 tazza di brodo di pollo
- 1 tazza e ¼ di cipolla gialla, tritata
- 1 cucchiaio di succo di lime
- ¼ tazza di latte di cocco
- 2 cucchiaini di paprika
- 1 cucchiaino di fiocchi di peperoncino
- 2 cucchiai di cipolle verdi, tritate
- Sale e pepe nero a piacere

Indicazioni:

1. Scaldare una padella con l'olio a fuoco medio-alto, aggiungere il pollo, cuocere per 2 minuti per lato, trasferire su un piatto e lasciare da parte.

2. Ridurre il fuoco a medio, aggiungere le cipolle nella padella e cuocere per 4 minuti.
3. Aggiungere il brodo, il latte di cocco, i fiocchi di pepe, la paprika, il succo di lime, sale e pepe e mescolare bene.
4. Riporta il pollo nella padella, aggiungi altro sale e pepe, copri la padella e cuoci per 15 minuti.
5. Dividere nei piatti e servire.

Godere!

Nutrizione: calorie 140, grassi 4, fibre 3, carboidrati 3, proteine 6

Fajitas di pollo fantastiche

Hai voglia di del gustoso cibo in stile messicano? Quindi, prova questa prossima idea!

Tempo di preparazione: 10 minuti
Tempo di cottura: 15 minuti
Porzioni: 4

Ingredienti:

- 2 libbre di petti di pollo, senza pelle, disossati e tagliati a strisce
- 1 cucchiaino di aglio in polvere
- 1 cucchiaino di peperoncino in polvere
- 2 cucchiaini di cumino
- 2 cucchiai di succo di lime
- Sale e pepe nero a piacere
- 1 cucchiaino di paprika dolce
- 2 cucchiai di olio di cocco
- 1 cucchiaino di coriandolo, macinato
- 1 peperone verde, affettato
- 1 peperone rosso, affettato
- 1 cipolla gialla, affettata

- 1 cucchiaio di coriandolo, tritato
- 1 avocado, snocciolato, sbucciato e affettato
- 2 lime, tagliati a spicchi

Indicazioni:

1. In una ciotola, mescolare il succo di lime con il peperoncino in polvere, il cumino, il sale, il pepe, l'aglio in polvere, la paprika e il coriandolo e mescolare.
2. Aggiungi i pezzi di pollo e mescola per ricoprirli bene.
3. Scaldare una padella con metà dell'olio a fuoco medio-alto, aggiungere il pollo, cuocere per 3 minuti su ciascun lato e trasferire in una ciotola.
4. Scaldare la padella con il resto dell'olio a fuoco medio, aggiungere la cipolla e tutti i peperoni, mescolare e cuocere per 6 minuti.
5. Riporta il pollo nella padella, aggiungi altro sale e pepe, mescola e dividi tra i piatti.
6. Completare con avocado, spicchi di lime e coriandolo e servire.

Godere!

Nutrizione: calorie 240, grassi 10, fibre 2, carboidrati 5, proteine 20

Pollo E Funghi In Padella

La combinazione è assolutamente deliziosa! Lo garantiamo!

Tempo di preparazione: 10 minuti
Tempo di cottura: 30 minuti
Porzioni: 4

Ingredienti:

- 4 cosce di pollo
- 2 tazze di funghi, affettati
- ¼ di tazza di burro chiarificato
- Sale e pepe nero a piacere
- ½ cucchiaino di cipolla in polvere
- ½ cucchiaino di aglio in polvere
- ½ tazza d'acqua
- 1 cucchiaino di senape di Digione
- 1 cucchiaio di dragoncello, tritato

Indicazioni:

1. Scaldare una padella con metà del burro chiarificato a fuoco medio-alto, aggiungere le cosce di pollo, condirle con sale, pepe, aglio in polvere e cipolla in polvere,

cuocere per 3 minuti su ciascun lato e trasferire in una ciotola.
2. Riscaldare la stessa padella con il resto del burro chiarificato a fuoco medio-alto, aggiungere i funghi, mescolare e cuocere per 5 minuti.
3. Aggiungere la senape e l'acqua e mescolare bene.
4. Riportare i pezzi di pollo nella padella, mescolare, coprire e cuocere per 15 minuti.
5. Aggiungere il dragoncello, mescolare, cuocere per 5 minuti, dividere nei piatti e servire.

Godere!

Nutrizione: calorie 453, grassi 32, fibre 6, carboidrati 1, proteine 36

Tapenade Di Pollo E Olive

Tutti rimarranno colpiti da questo piatto cheto!

Tempo di preparazione: 10 minuti
Tempo di cottura: 10 minuti
Porzioni: 2

Ingredienti:

- 1 petto di pollo tagliato in 4 pezzi
- 2 cucchiai di olio di cocco
- 3 spicchi d'aglio, schiacciati
- ½ tazza di tapenade di olive

Per la tapenade:

- 1 tazza di olive nere snocciolate
- Sale e pepe nero a piacere
- 2 cucchiai di olio d'oliva
- ¼ di tazza di prezzemolo, tritato
- 1 cucchiaio di succo di limone

Indicazioni:

1. Nel robot da cucina, mescolare le olive con sale, pepe, 2 cucchiai di olio d'oliva, il succo di limone e il

prezzemolo, frullare molto bene e trasferire in una ciotola.
2. Scaldare una padella con l'olio di cocco a fuoco medio, aggiungere l'aglio, mescolare e cuocere per 2 minuti.
3. Aggiungere i pezzi di pollo e cuocere per 4 minuti su ciascun lato.
4. Dividere il pollo nei piatti e ricoprire con la tapenade di olive.

Godere!

Nutrizione:calorie 130, grassi 12, fibre 0, carboidrati 3, proteine 20

Petto d'anatra delizioso

E' un piatto stravagante ma vale la pena provarlo!

Tempo di preparazione: 10 minuti
Tempo di cottura: 20 minuti
Porzioni: 1

Ingredienti:

- 1 petto d'anatra medio, con la pelle incisa
- 1 cucchiaio di scarto
- 1 cucchiaio di panna
- 2 cucchiai di burro chiarificato
- ½ cucchiaino di estratto di arancia
- Sale e pepe nero a piacere
- 1 tazza di spinaci novelli
- ¼ cucchiaino di salvia

Indicazioni:

1. Scaldare una padella con il burro chiarificato a fuoco medio.
2. Una volta sciolto, aggiungi il burro e mescola finché il burro chiarificato non diventa dorato.

3. Aggiungere l'estratto di arancia e la salvia, mescolare e cuocere per altri 2 minuti.
4. Aggiungi la panna e mescola di nuovo.
5. Nel frattempo, scalda un'altra padella a fuoco medio-alto, aggiungi il petto d'anatra, con la pelle rivolta verso il basso, cuoci per 4 minuti, gira e cuoci per altri 3 minuti.
6. Versare la salsa all'arancia sul petto d'anatra, mescolare e cuocere ancora per qualche minuto.
7. Aggiungete gli spinaci nella padella dove avete preparato la salsa, mescolate e fate cuocere per 1 minuto.
8. Togliere l'anatra dal fuoco, affettare il petto d'anatra e disporlo su un piatto.
9. Cospargere la salsa all'arancia e servire con gli spinaci a parte.

Godere!

Nutrizione: calorie 567, grassi 56, fibre 0, carboidrati 0, proteine 35

Petto D'anatra Con Verdure Gustose

Se oggi avete davvero fame allora dovreste proprio provare questa ricetta!

Tempo di preparazione: 10 minuti
Tempo di cottura: 10 minuti
Porzioni: 2

Ingredienti:

- 2 petti d'anatra, con la pelle e tagliati a fettine sottili
- 2 zucchine, affettate
- 1 cucchiaio di olio di cocco
- 1 pila di cipollotti, tritati
- 1 daikon, tritato
- 2 peperoni verdi, tritati
- Sale e pepe nero a piacere

Indicazioni:

1. Scaldare una padella con l'olio a fuoco medio-alto, aggiungere i cipollotti, mescolare e cuocere per 2 minuti.
2. Aggiungere le zucchine, il daikon, i peperoni, sale e pepe, mescolare e cuocere per altri 10 minuti.

3. Scaldare un'altra padella a fuoco medio-alto, aggiungere le fette di anatra, cuocere per 3 minuti su ciascun lato e trasferirle nella padella con le verdure.
4. Cuocere il tutto per altri 3 minuti, dividere nei piatti e servire.

Godere!

Nutrizione: calorie 450, grassi 23, fibre 3, carboidrati 8, proteine 50

Gustosa pancetta di maiale arrosto

Questa pancetta di maiale arrosto ti sorprenderà sicuramente! È una ricetta cheto che devi provare!

Tempo di preparazione: 10 minuti
Tempo di cottura: 1 ora e 30 minuti
Porzioni: 6

Ingredienti:

- 2 cucchiai di stevia
- 1 cucchiaio di succo di limone
- 1 litro d'acqua
- 17 once di mele, senza torsolo e tagliate a spicchi
- 2 libbre di pancetta di maiale, segnata
- Sale e pepe nero a piacere
- Un filo d'olio d'oliva

Indicazioni:

1. Nel frullatore, mescolare l'acqua con le mele, il succo di limone e la stevia e frullare molto bene.
2. Metti la pancetta di maiale in una teglia e cuocila a vapore per 1 ora.

3. Trasferire la pancetta di maiale su una teglia, ungerla con un filo d'olio, condire con sale e pepe e versarvi sopra la salsa di mele.
4. Introdurre nel forno a 425 gradi F per 30 minuti.
5. Tagliare l'arrosto di maiale, dividerlo nei piatti e servire con sopra la salsa di mele.

Godere!

Nutrizione: calorie 456, grassi 34, fibre 4, carboidrati 10, proteine 25

Incredibile maiale ripieno

Prova questo piatto cheto molto presto!

Tempo di preparazione: 10 minuti
Tempo di cottura: 30 minuti
Porzioni: 4

Ingredienti:
- Scorza di 2 lime
- Scorza di 1 arancia
- Succo di 1 arancia
- Succo di 2 lime
- 4 cucchiaini di aglio, tritato
- ¾ tazza di olio d'oliva
- 1 tazza di coriandolo, tritato
- 1 tazza di menta, tritata
- 1 cucchiaino di origano essiccato
- Sale e pepe nero a piacere
- 2 cucchiaini di cumino, macinato
- 4 bistecche di lombo di maiale
- 2 sottaceti, tritati
- 4 fette di prosciutto

- 6 fette di formaggio svizzero
- 2 cucchiai di senape

Indicazioni:
1. Nel robot da cucina, mescola la scorza e il succo di lime con la scorza e il succo d'arancia, l'aglio, l'olio, il coriandolo, la menta, l'origano, il cumino, il sale e il pepe e mescola bene.
2. Condire le bistecche con sale e pepe, metterle in una ciotola, aggiungere la marinata che hai preparato, mescolare per ricoprire e lasciare da parte per un paio d'ore.
3. Disporre le bistecche su una superficie di lavoro, dividervi sopra i sottaceti, il formaggio, la senape e il prosciutto, arrotolare e fissare con degli stuzzicadenti.
4. Scaldare una padella a fuoco medio-alto, aggiungere gli involtini di maiale, cuocerli per 2 minuti su ciascun lato e trasferirli su una teglia.
5. Introdurre nel forno a 350 gradi F e cuocere per 25 minuti.
6. Dividere nei piatti e servire.

Godere!

Nutrizione: calorie 270, grassi 7, fibre 2, carboidrati 3, proteine 20

Deliziose braciole di maiale

Queste braciole di maiale sono tutto ciò che ti serve per concludere questa giornata!

Tempo di preparazione: 10 minuti
Tempo di cottura: 40 minuti
Porzioni: 3

Ingredienti:

- 8 once di funghi, affettati
- 1 cucchiaino di aglio in polvere
- 1 cipolla gialla, tritata
- 1 tazza di maionese
- 3 braciole di maiale, disossate
- 1 cucchiaino di noce moscata
- 1 cucchiaio di aceto balsamico
- ½ tazza di olio di cocco

Indicazioni:

1. Scaldare una padella con l'olio a fuoco medio, aggiungere i funghi e le cipolle, mescolare e cuocere per 4 minuti.

2. Aggiungere le braciole di maiale, condire con noce moscata e aglio in polvere e rosolarle su entrambi i lati.
3. Introdurre la teglia nel forno a 350 gradi F e cuocere per 30 minuti.
4. Trasferire le braciole di maiale nei piatti e mantenerle al caldo.
5. Riscaldare la padella a fuoco medio, aggiungere l'aceto e la maionese sopra il mix di funghi, mescolare bene e togliere dal fuoco.
6. Irrorare la salsa sulle braciole di maiale e servire.

Godere!

Nutrizione: calorie 600, grassi 10, fibre 1, carboidrati 8, proteine 30

Involtini di maiale italiani

Devi prestare attenzione e imparare come preparare questo gustoso piatto cheto!

Tempo di preparazione: 10 minuti
Tempo di cottura: 20 minuti
Porzioni: 6

Ingredienti:

- 6 fette di prosciutto
- 2 cucchiai di prezzemolo, tritato
- Cotolette di maiale da 1 libbra, affettate sottilmente
- 1/3 tazza di ricotta
- 1 cucchiaio di olio di cocco
- ¼ tazza di cipolla gialla, tritata
- 3 spicchi d'aglio, tritati
- 2 cucchiai di parmigiano, grattugiato
- 15 once di pomodori in scatola, tritati
- 1/3 tazza di brodo di pollo
- Sale e pepe nero a piacere
- ½ cucchiaino di condimento italiano

Indicazioni:
1. Usa un batticarne per appiattire i pezzi di maiale.
2. Disporre sopra ogni pezzo le fette di prosciutto, quindi dividere la ricotta, il prezzemolo e il parmigiano.
3. Arrotolare ogni pezzo di maiale e fissarlo con uno stuzzicadenti.
4. Scaldate una padella con l'olio a fuoco medio, aggiungete gli involtini di maiale, cuoceteli finché non saranno dorati su entrambi i lati e trasferiteli su un piatto.
5. Riscaldare nuovamente la padella a fuoco medio, aggiungere l'aglio e la cipolla, mescolare e cuocere per 5 minuti.
6. Aggiungere il brodo e cuocere per altri 3 minuti.
7. Eliminare gli stuzzicadenti dagli involtini di maiale e rimetterli nella padella.
8. Aggiungere i pomodori, il condimento italiano, sale e pepe, mescolare, portare a ebollizione, ridurre la fiamma a medio-bassa, coprire la padella e cuocere per 30 minuti.
9. Dividere nei piatti e servire.

Godere!

Nutrizione: calorie 280, grassi 17, fibre 1, carboidrati 2, proteine 34

Maiale Al Limone E Aglio

Imparerai molto presto come preparare questo gustoso piatto cheto!

Tempo di preparazione: 10 minuti
Tempo di cottura: 30 minuti
Porzioni: 4

Ingredienti:

- 3 cucchiai di burro chiarificato
- 4 bistecche di maiale, con l'osso
- 1 tazza di brodo di pollo
- Sale e pepe nero a piacere
- Un pizzico di pepe al limone
- 3 cucchiai di olio di cocco
- 6 spicchi d'aglio, tritati
- 2 cucchiai di prezzemolo, tritato
- 8 once di funghi, tritati grossolanamente
- 1 limone, affettato

Indicazioni:

1. Scaldare una padella con 2 cucchiai di burro chiarificato e 2 cucchiai di olio a fuoco medio-alto, aggiungere le bistecche di maiale, condire con sale e

pepe, cuocere finché non saranno dorate su entrambi i lati e trasferirle su un piatto.
2. Riportare la padella a fuoco medio, aggiungere il resto del burro chiarificato, dell'olio e metà del brodo.
3. Mescolare bene e cuocere per 1 minuto.
4. Aggiungere i funghi e l'aglio, mescolare e cuocere per 4 minuti.
5. Aggiungere le fette di limone, il resto del brodo, sale, pepe e peperoncino, mescolare e cuocere il tutto per 5 minuti.
6. Riporta le bistecche di maiale nella padella e cuoci il tutto per altri 10 minuti.
7. Dividere le bistecche e la salsa tra i piatti e servire.

Godere!

Nutrizione:calorie 456, grassi 25, fibre 1, carboidrati 6, proteine 40

Maiale giamaicano

Questo semplice piatto cheto ti renderà una star in cucina!

Tempo di preparazione: 10 minuti
Tempo di cottura: 45 minuti
Porzioni: 12

Ingredienti:
- 4 libbre di spalla di maiale
- 1 cucchiaio di olio di cocco
- ½ tazza di brodo di manzo
- ¼ di tazza di mix di spezie jerk giamaicane

Indicazioni:
1. Strofina la spalla di maiale con il mix giamaicano e mettila nella tua pentola istantanea.
2. Aggiungi l'olio nella pentola e impostala sulla modalità Sauté.
3. Aggiungete la spalla di maiale e fatela rosolare su tutti i lati.
4. Aggiungere il brodo, coprire la pentola e cuocere a fuoco alto per 45 minuti.

5. Scoprire la pentola, trasferire la carne di maiale su un piatto, sminuzzare e servire.

Godere!

Nutrizione:calorie 267, grassi 20, fibre 0, carboidrati 0, proteine 24

Arrosto di maiale ai mirtilli rossi

Questo è un piatto cheto che ti impressionerà!

Tempo di preparazione: 10 minuti
Tempo di cottura: 8 ore
Porzioni: 4

Ingredienti:

- 1 cucchiaio di farina di cocco
- Sale e pepe nero a piacere
- Lombo di maiale da 1 chilo e mezzo
- Un pizzico di senape, macinato
- ½ cucchiaino di zenzero
- 2 cucchiai di sukrin
- 2 cucchiai di sukrin oro
- ½ tazza di mirtilli rossi
- 2 spicchi d'aglio, tritati
- ½ limone a fette
- ¼ di tazza d'acqua

Indicazioni:

1. In una ciotola, mescolare lo zenzero con senape, sale, pepe e farina e mescolare.

2. Aggiungi l'arrosto, mescola per ricoprire e trasferisci la carne in una pentola di terracotta.
3. Aggiungere sukrin e sukrin gold, mirtilli rossi, aglio, acqua e fette di limone.
4. Coprire la pentola e cuocere a fuoco basso per 8 ore.
5. Dividere nei piatti, irrorare sopra il sugo della padella e servire.

Godere!

Nutrizione: calorie 430, grassi 23, fibre 2, carboidrati 3, proteine 45

Braciole di maiale succose

Saranno così teneri e deliziosi!

Tempo di preparazione: 10 minuti
Tempo di cottura: 45 minuti
Porzioni: 4

Ingredienti:

- 2 cipolle gialle, tritate
- 6 fette di pancetta, tritate
- ½ tazza di brodo di pollo
- Sale e pepe nero a piacere
- 4 braciole di maiale

Indicazioni:

1. Scaldate una padella a fuoco medio, aggiungete la pancetta, mescolate, fate cuocere fino a renderla croccante e trasferitela in una ciotola.
2. Riportare la padella a fuoco medio, aggiungere le cipolle, un po' di sale e pepe, mescolare, coprire, cuocere per 15 minuti e trasferire nella stessa ciotola con la pancetta.

3. Riportare la padella ancora una volta sul fuoco, aumentare a medio-alta, aggiungere le braciole di maiale, condire con sale e pepe, rosolare per 3 minuti su un lato, girare, ridurre la fiamma a media e cuocere per altri 7 minuti.
4. Aggiungere il brodo, mescolare e cuocere per altri 2 minuti.
5. Riportare la pancetta e le cipolle nella padella, mescolare, cuocere per 1 altro minuto, dividere nei piatti e servire.

Godere!

Nutrizione: calorie 325, grassi 18, fibre 1, carboidrati 6, proteine 36

Braciole Di Maiale Semplici E Veloci

Sarà pronto così in fretta!!

Tempo di preparazione: 10 minuti
Tempo di cottura: 15 minuti
Porzioni: 4

Ingredienti:

- 4 costolette di lombo di maiale medie
- 1 cucchiaino di senape di Digione
- 1 cucchiaio di salsa Worchestershire
- 1 cucchiaino di succo di limone
- 1 cucchiaio di acqua
- Sale e pepe nero a piacere
- 1 cucchiaino di pepe al limone
- 1 cucchiaio di burro chiarificato
- 1 cucchiaio di erba cipollina, tritata

Indicazioni:

1. In una ciotola, mescolare l'acqua con la salsa Worcestershire, la senape e il succo di limone e sbattere bene.

2. Scaldare una padella con il burro chiarificato a fuoco medio, aggiungere le costolette di maiale, condire con sale, pepe e peperoncino, cuocerle per 6 minuti, capovolgere e cuocere per altri 6 minuti.
3. Trasferisci le braciole di maiale su un piatto e tienile al caldo per ora.
4. Riscaldare nuovamente la padella, versare la salsa di senape preparata e portare a ebollizione dolce.
5. Versarlo sul maiale, cospargere l'erba cipollina e servire.

Godere!

Nutrizione: calorie 132, grassi 5, fibre 1, carboidrati 1, proteine 18

Maiale Mediterraneo

Questa fantastica idea per la cena cheto ti farà sentire benissimo!

Tempo di preparazione: 10 minuti
Tempo di cottura: 35 minuti
Porzioni: 4

Ingredienti:

- 4 braciole di maiale con osso
- Sale e pepe nero a piacere
- 1 cucchiaino di rosmarino essiccato
- 3 spicchi d'aglio, tritati

Indicazioni:

1. Condire le braciole di maiale con sale e pepe e metterle in una teglia.
2. Aggiungere il rosmarino e l'aglio, infornare a 425 gradi F e cuocere per 10 minuti.
3. Ridurre il fuoco a 350 gradi F e arrostire per altri 25 minuti.
4. Tagliare il maiale a fette, dividerlo nei piatti e irrorarlo con il sugo della padella.

Godere!

Nutrizione:calorie 165, grassi 2, fibre 1, carboidrati 2, proteine 26

Delizie semplici di braciole di maiale

È così gustoso e semplice da preparare a casa!

Tempo di preparazione: 10 minuti
Tempo di cottura: 40 minuti
Porzioni: 4

Ingredienti:

- 4 braciole di maiale
- 1 cucchiaio di origano tritato
- 2 spicchi d'aglio, tritati
- 1 cucchiaio di olio di canola
- 15 once di pomodori in scatola, tritati
- 1 cucchiaio di concentrato di pomodoro
- Sale e pepe nero a piacere
- ¼ tazza di succo di pomodoro

Indicazioni:

1. Scaldare una padella con l'olio a fuoco medio-alto, aggiungere le braciole di maiale, condire con sale e pepe, cuocere per 3 minuti, girare, cuocere per altri 3 minuti e trasferire su un piatto.

2. Riportare la padella a fuoco medio, aggiungere l'aglio, mescolare e cuocere per 10 secondi.
3. Aggiungere il succo di pomodoro, i pomodori e il concentrato di pomodoro, mescolare, portare a ebollizione e abbassare la fiamma a medio-bassa.
4. Aggiungere le braciole di maiale, mescolare, coprire la padella e far cuocere il tutto per 30 minuti.
5. Trasferire le braciole di maiale nei piatti, aggiungere l'origano nella padella, mescolare e cuocere per altri 2 minuti.
6. Versarlo sul maiale e servire.

Godere!

Nutrizione: calorie 210, grassi 10, fibre 2, carboidrati 6, proteine 19

Braciole Di Maiale Piccanti

Queste costolette di maiale piccanti ti impressioneranno sicuramente!

Tempo di preparazione: 4 ore e 10 minuti
Tempo di cottura: 15 minuti
Porzioni: 4

Ingredienti:

- ¼ tazza di succo di lime
- 4 costolette di maiale
- 1 cucchiaio di olio di cocco, sciolto
- 2 spicchi d'aglio, tritati
- 1 cucchiaio di peperoncino in polvere
- 1 cucchiaino di cannella, macinata
- 2 cucchiaini di cumino, macinato
- Sale e pepe nero a piacere
- ½ cucchiaino di salsa di peperoncino
- Mango a fette per servire

Indicazioni:

1. In una ciotola, mescolare il succo del lime con l'olio, l'aglio, il cumino, la cannella, il peperoncino in polvere, il sale, il pepe e la salsa di peperoncino e frullare bene.
2. Aggiungere le braciole di maiale, mescolare per ricoprire e lasciare riposare in frigorifero per 4 ore.
3. Metti la carne di maiale sulla griglia preriscaldata a fuoco medio, cuoci per 7 minuti, gira e cuoci per altri 7 minuti.
4. Dividere nei piatti e servire con fette di mango a parte.

Godere!

Nutrizione: calorie 200, grassi 8, fibre 1, carboidrati 3, proteine 26

Gustosa carne tailandese

Diventerà presto il tuo piatto preferito per la cena keto!

Tempo di preparazione: 10 minuti
Tempo di cottura: 10 minuti
Porzioni: 6

Ingredienti:

- 1 tazza di brodo di manzo
- 4 cucchiai di burro di arachidi
- ¼ cucchiaino di aglio in polvere
- ¼ cucchiaino di cipolla in polvere
- 1 cucchiaio di aminoacidi al cocco
- 1 cucchiaino e ½ di pepe al limone
- Bistecca di manzo da 1 libbra, tagliata a strisce
- Sale e pepe nero a piacere
- 1 peperone verde, tritato
- 3 cipolle verdi, tritate

Indicazioni:

1. In una ciotola, mescolare il burro di arachidi con il brodo, gli aminoacidi e il pepe e il limone, mescolare bene e lasciare da parte.

2. Scaldare una padella a fuoco medio-alto, aggiungere la carne di manzo, condire con sale, pepe, cipolla e aglio in polvere e cuocere per 7 minuti.
3. Aggiungere il peperone verde, mescolare e cuocere per altri 3 minuti.
4. Aggiungere la salsa di arachidi preparata all'inizio e le cipolle verdi, mescolare, cuocere ancora per 1 minuto, dividere nei piatti e servire.

Godere!

Nutrizione: calorie 224, grassi 15, fibre 1, carboidrati 3, proteine 19

Le migliori polpette di manzo

Questo sarà uno dei migliori piatti cheto che tu abbia mai provato!

Tempo di preparazione: 10 minuti
Tempo di cottura: 35 minuti
Porzioni: 6

Ingredienti:
- ½ tazza di pangrattato
- 1 uovo
- Sale e pepe nero a piacere
- 1 chilo e mezzo di manzo, macinato
- 10 once di zuppa di cipolle in scatola
- 1 cucchiaio di farina di cocco
- ¼ di tazza di ketchup
- 3 cucchiaini di salsa Worcestershire
- ½ cucchiaino di senape in polvere
- ¼ di tazza d'acqua

Indicazioni:
1. In una ciotola, mescolare 1/3 di tazza di zuppa di cipolle con carne di manzo, sale, pepe, uova e pangrattato e mescolare bene.

2. Scaldare una padella a fuoco medio-alto, formare 6 polpette con l'impasto di manzo, metterle nella padella e rosolarle su entrambi i lati.
3. Nel frattempo, in una ciotola, mescolare il resto della zuppa con farina di cocco, acqua, senape in polvere, salsa Worcestershire e ketchup e mescolare bene.
4. Versatela sulle polpette di manzo, coprite la padella e fate cuocere per 20 minuti mescolando di tanto in tanto.
5. Dividere nei piatti e servire.

Godere!

Nutrizione: calorie 332, grassi 18, fibre 1, carboidrati 7, proteine 25

Arrosto di manzo incredibile

È così succoso e delizioso!

Tempo di preparazione: 10 minuti
Tempo di cottura: 1 ora e 15 minuti
Porzioni: 4

Ingredienti:

- Arrosto di manzo da 3 libbre e mezzo
- 4 once di funghi, affettati
- 12 once di brodo di manzo
- Miscela di zuppa di cipolle da 1 oncia
- ½ tazza di condimento italiano

Indicazioni:

1. In una ciotola, mescolare il brodo con il mix di zuppa di cipolle e il condimento italiano e mescolare.
2. Mettere l'arrosto di manzo in una padella, aggiungere i funghi, il brodo, coprire con carta stagnola, infornare a 180°C e cuocere per 1 ora e 15 minuti.
3. Lasciare raffreddare leggermente l'arrosto, affettarlo e servirlo con la salsa sopra.

Godere!

Nutrizione: calorie 700, grassi 56, fibre 2, carboidrati 10, proteine 70

Coppe Di Zucchine Di Manzo

Sembra così buono e ha un sapore meraviglioso!

Tempo di preparazione: 10 minuti
Tempo di cottura: 35 minuti
Porzioni: 4

Ingredienti:
- 2 spicchi d'aglio, tritati
- 1 cucchiaino di cumino, macinato
- 1 cucchiaio di olio di cocco
- 1 libbra di manzo macinato
- ½ tazza di cipolla rossa, tritata
- 1 cucchiaino di paprika affumicata
- Sale e pepe nero a piacere
- 3 zucchine, tagliate a metà nel senso della lunghezza e svuotate dell'interno
- ¼ tazza di coriandolo, tritato
- ½ tazza di formaggio cheddar, grattugiato
- 1 tazza e ½ di salsa enchilada keto
- Un po' di avocado tritato per servire
- Alcune cipolle verdi, tritate per servire

- Alcuni pomodori, tagliati per servire

Indicazioni:
1. Scaldare una padella con l'olio a fuoco medio-alto, aggiungere le cipolle rosse, mescolare e cuocere per 2 minuti.
2. Aggiungere la carne, mescolare e rosolare per un paio di minuti.
3. Aggiungere paprika, sale, pepe, cumino e aglio, mescolare e cuocere per 2 minuti.
4. Disporre le metà delle zucchine in una teglia da forno, farcirle ciascuna con la carne di manzo, versare sopra la salsa enchilada e cospargere di formaggio cheddar.
5. Cuocere coperto in forno a 350 gradi F per 20 minuti.
6. Scoprire la padella, cospargere di coriandolo e cuocere per altri 5 minuti.
7. Cospargere l'avocado, le cipolle verdi e i pomodori, dividere nei piatti e servire.

Godere!

Nutrizione: calorie 222, grassi 10, fibre 2, carboidrati 8, proteine 21

Casseruola Di Polpette Di Manzo

È così speciale e, ovviamente, è keto al 100%!

Tempo di preparazione: 10 minuti
Tempo di cottura: 50 minuti
Porzioni: 8

Ingredienti:

- 1/3 tazza di farina di mandorle
- 2 uova
- Salsiccia di manzo da 1 libbra, tritata
- 1 libbra di carne macinata
- Sale e pepe nero a piacere
- 1 cucchiaio di prezzemolo essiccato
- ¼ di cucchiaino di fiocchi di peperoncino
- ¼ tazza di parmigiano grattugiato
- ¼ cucchiaino di cipolla in polvere
- ½ cucchiaino di aglio in polvere
- ¼ cucchiaino di origano essiccato
- 1 tazza di ricotta
- 2 tazze di salsa keto marinara
- 1 tazza e ½ di mozzarella, grattugiata

Indicazioni:
1. In una ciotola, mescolare la salsiccia con carne di manzo, sale, pepe, farina di mandorle, prezzemolo, scaglie di pepe, cipolla in polvere, aglio in polvere, origano, parmigiano e uova e mescolare bene.
2. Formare delle polpette, disporle su una teglia foderata, infornare a 180°C e cuocere per 15 minuti.
3. Sfornare le polpette, trasferirle in una pirofila e ricoprirle con metà della salsa marinara.
4. Aggiungere la ricotta dappertutto, quindi versare il resto della salsa marinara.
5. Cospargere la mozzarella dappertutto, introdurre la pirofila nel forno a 375 gradi F e cuocere per 30 minuti.
6. Lasciate raffreddare un po' le vostre polpette in casseruola prima di tagliarle e servirle.

Godere!

Nutrizione: calorie 456, grassi 35, fibre 3, carboidrati 4, proteine 32

Zucca Ripiena Di Manzo E Pomodoro

È sempre fantastico scoprire piatti nuovi e interessanti! Questo è uno di loro!

Tempo di preparazione: 10 minuti
Tempo di cottura: 1 ora
Porzioni: 2

Ingredienti:

- 2 chili di spaghetti di zucca, bucherellati con una forchetta
- Sale e pepe nero a piacere
- 3 spicchi d'aglio, tritati
- 1 cipolla gialla, tritata
- 1 fungo Portobello, affettato
- 28 once di pomodori in scatola, tritati
- 1 cucchiaino di origano essiccato
- ¼ di cucchiaino di pepe di cayenna
- ½ cucchiaino di timo essiccato
- 1 libbra di manzo macinato
- 1 peperone verde, tritato

Indicazioni:

1. Disporre gli spaghetti di zucca su una teglia foderata, infornare a 400 gradi F e cuocere per 40 minuti.
2. Tagliare a metà, lasciare da parte a raffreddare, eliminare i semi e lasciare da parte.
3. Scaldare una padella a fuoco medio-alto, aggiungere la carne, l'aglio, la cipolla e i funghi, mescolare e cuocere finché la carne non diventa dorata.
4. Aggiungere sale, pepe, timo, origano, pepe di Caienna, pomodori e peperone verde, mescolare e cuocere per 10 minuti.
5. Farcire le metà della zucca con questo mix di manzo, infornare a 400 gradi F e cuocere per 10 minuti.
6. Dividere tra 2 piatti e servire.

Godere!

Nutrizione: calorie 260, grassi 7, fibre 2, carboidrati 4, proteine 10

Gustoso peperoncino di manzo

Questo peperoncino di manzo è così delizioso! Devi provarlo molto presto!

Tempo di preparazione: 10 minuti
Tempo di cottura: 8 ore
Porzioni: 4

Ingredienti:
- 1 cipolla rossa, tritata
- 2 libbre e mezzo di manzo, macinato
- 15 once di pomodori in scatola e peperoncini verdi, tritati
- 6 once di concentrato di pomodoro
- ½ tazza di jalapenos sott'aceto, tritati
- 4 cucchiai di aglio, tritato
- 3 costole di sedano, tritate
- 2 cucchiai di aminoacidi al cocco
- 4 cucchiai di peperoncino in polvere
- Sale e pepe nero a piacere
- Un pizzico di pepe di cayenna
- 2 cucchiai di cumino, macinato

- 1 cucchiaino di cipolla in polvere
- 1 cucchiaino di aglio in polvere
- 1 foglia di alloro
- 1 cucchiaino di origano essiccato

Indicazioni:

1. Scaldare una padella a fuoco medio-alto, aggiungere metà della cipolla, la carne di manzo, metà dell'aglio, sale e pepe, mescolare e cuocere finché la carne non diventa dorata.
2. Trasferiscilo nella pentola a cottura lenta, aggiungi il resto della cipolla e dell'aglio, ma anche jalapenos, sedano, pomodori e peperoncini, concentrato di pomodoro, pomodori in scatola, aminoacidi di cocco, peperoncino in polvere, sale, pepe, cumino, aglio in polvere, cipolla in polvere , origano e alloro, mescolare, coprire e cuocere a fuoco basso per 8 ore.
3. Dividere nelle ciotole e servire.

Godere!

Nutrizione: calorie 137, grassi 6, fibre 2, carboidrati 5, proteine 17

Polpettone Di Manzo Glassato

Questo garantirà il tuo successo!

Tempo di preparazione: 10 minuti
Tempo di cottura: 1 ora e 10 minuti
Porzioni: 6

Ingredienti:

- 1 tazza di funghi bianchi, tritati
- 3 libbre di manzo macinato
- 2 cucchiai di prezzemolo, tritato
- 2 spicchi d'aglio, tritati
- ½ tazza di cipolla gialla, tritata
- ¼ tazza di peperone rosso, tritato
- ½ tazza di farina di mandorle
- 1/3 tazza di parmigiano grattugiato
- 3 uova
- Sale e pepe nero a piacere
- 1 cucchiaino di aceto balsamico
- *Per la glassa:*
- 1 cucchiaio di scarto
- 2 cucchiai di ketchup senza zucchero

- 2 tazze di aceto balsamico

Indicazioni:
1. In una ciotola, mescolare la carne con sale, pepe, funghi, aglio, cipolla, peperone, prezzemolo, farina di mandorle, parmigiano, 1 cucchiaino di aceto, sale, pepe e uova e mescolare molto bene.
2. Trasferirlo in una teglia e cuocere in forno a 375 gradi F per 30 minuti.
3. Nel frattempo, scalda una piccola padella a fuoco medio, aggiungi il ketchup, il sale e 2 tazze di aceto, mescola bene e cuoci per 20 minuti.
4. Sfornare il polpettone, spalmarvi la glassa, infornare alla stessa temperatura e cuocere per altri 20 minuti.
5. Lasciare raffreddare il polpettone, affettarlo e servirlo.

Godere!

Nutrizione: calorie 264, grassi 14, fibre 3, carboidrati 5, proteine 24

Manzo E Tzatziki Deliziosi

Devi assicurarti che ce ne sia abbastanza per tutti!

Tempo di preparazione: 10 minuti
Tempo di cottura: 15 minuti
Porzioni: 6

Ingredienti:

- ¼ tazza di latte di mandorle
- 17 once di manzo macinato
- 1 cipolla gialla, grattugiata
- 5 fette di pane, spezzettate
- 1 uovo, sbattuto
- ¼ di tazza di prezzemolo, tritato
- Sale e pepe nero a piacere
- 2 spicchi d'aglio, tritati
- ¼ tazza di menta, tritata
- 2 cucchiaini e ½ di origano essiccato
- ¼ tazza di olio d'oliva
- 7 once di pomodorini, tagliati a metà
- 1 cetriolo, affettato sottilmente
- 1 tazza di spinaci novelli

- 1 cucchiaio e ½ di succo di limone
- 7 once di tzatziki in barattolo

Indicazioni:
1. Mettete il pane spezzettato in una ciotola, aggiungete il latte e lasciate da parte per 3 minuti.
2. Strizzate il pane, tritatelo e mettetelo in una ciotola.
3. Aggiungere la carne di manzo, l'uovo, il sale, il pepe, l'origano, la menta, il prezzemolo, l'aglio e la cipolla e mescolare bene.
4. Con questo composto formare delle palline e posizionarle su un piano di lavoro.
5. Scaldate una padella con metà dell'olio a fuoco medio-alto, aggiungete le polpette, fatele cuocere per 8 minuti girandole di tanto in tanto e trasferite il tutto su un vassoio.
6. In un'insalatiera, mescolare gli spinaci con il cetriolo e il pomodoro.
7. Aggiungete le polpette, il resto dell'olio, un po' di sale, pepe e il succo di limone.
8. Aggiungi anche lo tzatziki, mescola per ricoprire e servire.

Godere!

Nutrizione: calorie 200, grassi 4, fibre 1, carboidrati 3, proteine 7

Polpette E Gustosa Salsa Di Funghi

Un pasto amichevole può trasformarsi in una festa con questo piatto cheto!

Tempo di preparazione: 10 minuti
Tempo di cottura: 25 minuti
Porzioni: 6

Ingredienti:
- 2 libbre di manzo macinato
- Sale e pepe nero a piacere
- ½ cucchiaino di aglio in polvere
- 1 cucchiaio di aminoacidi al cocco
- ¼ di tazza di brodo di manzo
- ¾ tazza di farina di mandorle
- 1 cucchiaio di prezzemolo, tritato
- 1 cucchiaio di fiocchi di cipolla

Per la salsa:
- 1 tazza di cipolla gialla, tritata
- 2 tazze di funghi, affettati
- 2 cucchiai di grasso di pancetta
- 2 cucchiai di burro chiarificato

- ½ cucchiaino di aminoacidi al cocco
- ¼ tazza di panna acida
- ½ tazza di brodo di manzo
- Sale e pepe nero a piacere

Indicazioni:

1. In una ciotola, mescolare la carne con sale, pepe, aglio in polvere, 1 cucchiaio di cocco aminos, ¼ di tazza di brodo di carne, farina di mandorle, prezzemolo e scaglie di cipolla, mescolare bene, formare 6 polpette, disporle su una teglia, infornare a 375 gradi F e cuocere per 18 minuti.
2. Nel frattempo, scaldare una padella con il burro chiarificato e il grasso della pancetta a fuoco medio, aggiungere i funghi, mescolare e cuocere per 4 minuti.
3. Aggiungere le cipolle, mescolare e cuocere per altri 4 minuti.
4. Aggiungere ½ cucchiaino di aminoacidi al cocco, panna acida e ½ tazza di brodo di manzo, mescolare bene e portare a ebollizione.
5. Togliere dal fuoco, aggiungere sale e pepe e mescolare bene.
6. Dividere le polpette di manzo nei piatti e servirle con sopra la salsa di funghi.

Godere!

Nutrizione:calorie 435, grassi 23, fibre 4, carboidrati 6, proteine 32

Zuppa Di Manzo E Crauti

Questa zuppa di manzo e crauti è davvero gustosa!

Tempo di preparazione: 10 minuti
Tempo di cottura: 1 ora e 20 minuti
Porzioni: 8

Ingredienti:

- 3 cucchiaini di olio d'oliva
- 1 libbra di manzo macinato
- 14 once di brodo di manzo
- 2 tazze di brodo di pollo
- 14 once di pomodori in scatola e succo
- 1 cucchiaio di stevia
- 14 once di crauti, tritati
- 1 cucchiaio di salsa Worcestershire senza glutine
- 4 foglie di alloro
- Sale e pepe nero a piacere
- 3 cucchiai di prezzemolo, tritato
- 1 cipolla, tritata
- 1 cucchiaino di salvia essiccata
- 1 cucchiaio di aglio tritato

- 2 tazze d'acqua

Indicazioni:
1. Scaldare una padella con 1 cucchiaino di olio a fuoco medio, aggiungere la carne di manzo, mescolare e rosolare per 10 minuti.
2. Nel frattempo, in una pentola, mescolare il brodo di pollo e manzo con i crauti, la stevia, i pomodori in scatola, la salsa Worcestershire, il prezzemolo, la salvia e le foglie di alloro, mescolare e portare a ebollizione a fuoco medio.
3. Aggiungere la carne alla zuppa, mescolare e continuare a cuocere a fuoco lento.
4. Scaldare la stessa padella con il resto dell'olio a fuoco medio, aggiungere le cipolle, mescolare e cuocere per 2 minuti. Aggiungere l'aglio, mescolare, cuocere per un altro minuto e aggiungere questo alla zuppa.
5. Ridurre il fuoco alla zuppa e farla sobbollire per 1 ora.
6. Aggiungere sale, pepe e acqua, mescolare e cuocere per altri 15 minuti.
7. Dividere nelle ciotole e servire.

Godere!

Nutrizione: calorie 250, grassi 5, fibre 1, carboidrati 3, proteine 12

Casseruola Di Manzo Macinato

Un pasto amichevole e informale richiede un piatto così cheto!

Tempo di preparazione: 10 minuti
Tempo di cottura: 35 minuti
Porzioni: 6

Ingredienti:
- 2 cucchiaini di fiocchi di cipolla
- 1 cucchiaio di salsa Worcestershire senza glutine
- 2 libbre di manzo macinato
- 2 spicchi d'aglio, tritati
- Sale e pepe nero a piacere
- 1 tazza di mozzarella, grattugiata
- 2 tazze di formaggio cheddar, grattugiato
- 1 tazza di salsa russa
- 2 cucchiai di semi di sesamo, tostati
- 20 fette di sottaceti all'aneto
- 1 cespo di lattuga romana, spezzettato

Indicazioni:

1. Scaldare una padella a fuoco medio, aggiungere la carne di manzo, i fiocchi di cipolla, la salsa Worcestershire, sale, pepe e aglio, mescolare e cuocere per 5 minuti.
2. Trasferiscilo in una teglia, aggiungi sopra 1 tazza di formaggio cheddar, la mozzarella e metà del condimento russo.
3. Mescolare e distribuire uniformemente.
4. Disporre sopra le fette di sottaceto, cospargere il resto del cheddar e dei semi di sesamo, infornare a 180 gradi e cuocere per 20 minuti.
5. Accendere il forno per cuocere alla griglia e cuocere la casseruola per altri 5 minuti.
6. Dividere la lattuga nei piatti, coprire con una casseruola di manzo e il resto della salsa russa.

Godere!

Nutrizione: calorie 554, grassi 51, fibre 3, carboidrati 5, proteine 45

Zoodles e manzo deliziosi

Ci vogliono solo pochi minuti per preparare questa speciale ricetta cheto!

Tempo di preparazione: 10 minuti
Tempo di cottura: 20 minuti
Porzioni: 5

Ingredienti:

- 1 libbra di manzo macinato
- 1 cipolla gialla, tritata
- 2 spicchi d'aglio, tritati
- 14 once di pomodori in scatola, tritati
- 1 cucchiaio di rosmarino essiccato
- 1 cucchiaio di salvia essiccata
- 1 cucchiaio di origano essiccato
- 1 cucchiaio di basilico essiccato
- 1 cucchiaio di maggiorana essiccata
- Sale e pepe nero a piacere
- 2 zucchine, tagliate con uno spiralizzatore

Indicazioni:

1. Scaldare una padella a fuoco medio, aggiungere l'aglio e la cipolla, mescolare e far rosolare per un paio di minuti.
2. Aggiungere la carne, mescolare e cuocere per altri 6 minuti.
3. Aggiungete i pomodori, sale, pepe, rosmarino, salvia, origano, maggiorana e basilico, mescolate e fate cuocere per 15 minuti.
4. Dividete gli zoodles nelle ciotole, aggiungete il mix di manzo e servite.

Godere!

Nutrizione: calorie 320, grassi 13, fibre 4, carboidrati 12, proteine 40

Tortini di manzo giamaicani

Questo è davvero gustoso! Devi farlo per la tua famiglia stasera!

Tempo di preparazione: 10 minuti
Tempo di cottura: 35 minuti
Porzioni: 12

Ingredienti:

- 3 spicchi d'aglio, tritati
- ½ libbra di manzo, macinata
- ½ libbra di maiale, macinata
- ½ tazza d'acqua
- 1 cipolla piccola, tritata
- 2 peperoni habanero, tritati
- 1 cucchiaino di curry giamaicano in polvere
- 1 cucchiaino di timo essiccato
- 2 cucchiaini di coriandolo, macinato
- ½ cucchiaino di pimento
- 2 cucchiaini di cumino, macinato
- ½ cucchiaino di curcuma
- Un pizzico di chiodi di garofano, macinati
- Sale e pepe nero a piacere

- 1 cucchiaino di aglio in polvere
- ¼ di cucchiaino di stevia in polvere
- 2 cucchiai di burro chiarificato

Per l'impasto:

- 4 cucchiai di burro chiarificato, sciolto
- 6 once di crema di formaggio
- Un pizzico di sale
- 1 cucchiaino di curcuma
- ¼ cucchiaino di stevia
- ½ cucchiaino di lievito in polvere
- 1 tazza e ½ di farina di lino
- 2 cucchiai di acqua
- ½ tazza di farina di cocco

Indicazioni:
1. Nel frullatore, mescola la cipolla con gli habanero, l'aglio e ½ tazza d'acqua.
2. Scaldare una padella a fuoco medio, aggiungere la carne di maiale e di manzo, mescolare e cuocere per 3 minuti.
3. Aggiungere il mix di cipolle, mescolare e cuocere per altri 2 minuti.
4. Aggiungere l'aglio, la cipolla, il curry in polvere, ½ cucchiaino di curcuma, il timo, il coriandolo, il cumino, il pimento, i chiodi di garofano, il sale, il pepe, la stevia in polvere e l'aglio in polvere, mescolare bene e cuocere per 3 minuti.
5. Aggiungi 2 cucchiai di burro chiarificato, mescola finché non si scioglie e togli dal fuoco.
6. Nel frattempo, in una ciotola, mescolare 1 cucchiaino di curcuma, con ¼ di cucchiaino di stevia, il lievito, la farina di lino e la farina di cocco e mescolare.
7. In una ciotola separata, mescolare 4 cucchiai di burro chiarificato con 2 cucchiai di acqua e crema di formaggio e mescolare.
8. Unire i 2 composti e mescolare fino ad ottenere un panetto.

9. Con questo impasto formare 12 palline, adagiarle su carta forno e arrotolarle formando un cerchio.
10. Dividere il composto di manzo e maiale su una metà dei cerchi di pasta, coprire con le altre metà, sigillare i bordi e disporre il tutto su una teglia foderata.
11. Cuocere le torte in forno a 350 gradi F per 25 minuti.
12. Serviteli caldi.

Godere!

Nutrizione:calorie 267, grassi 23, fibre 1, carboidrati 3, proteine 12

Goulash incredibile

Questo è un comfort food cheto! Provalo presto!

Tempo di preparazione: 10 minuti
Tempo di cottura: 20 minuti
Porzioni: 5

Ingredienti:

- 2 once di peperone, tritato
- 1 chilo e mezzo di manzo, macinato
- Sale e pepe nero a piacere
- 2 tazze di cimette di cavolfiore
- ¼ tazza di cipolla, tritata
- 14 once di pomodori in scatola e il loro succo
- ¼ cucchiaino di aglio in polvere
- 1 cucchiaio di concentrato di pomodoro
- 14 once di acqua

Indicazioni:

1. Scaldare una padella a fuoco medio, aggiungere la carne, mescolare e rosolare per 5 minuti.
2. Aggiungere la cipolla e il peperone, mescolare e cuocere per altri 4 minuti.

3. Aggiungere il cavolfiore, i pomodori, il loro succo e l'acqua, mescolare, portare a ebollizione, coprire e cuocere per 5 minuti.
4. Aggiungere il concentrato di pomodoro, l'aglio in polvere, sale e pepe, mescolare, togliere dal fuoco, dividere nelle ciotole e servire.

Godere!

Nutrizione: calorie 275, grassi 7, fibre 2, carboidrati 4, proteine 10

Casseruola Di Manzo E Melanzane

Questi ingredienti si sposano perfettamente!

Tempo di preparazione: 30 minuti
Tempo di cottura: 4 ore
Porzioni: 12

Ingredienti:

- 1 cucchiaio di olio d'oliva
- 2 libbre di manzo macinato
- 2 tazze di melanzane, tritate
- Sale e pepe nero a piacere
- 2 cucchiaini di senape
- 2 cucchiaini di salsa Worcestershire senza glutine
- 28 once di pomodori in scatola, tritati
- 2 tazze di mozzarella, grattugiata
- 16 once di salsa di pomodoro
- 2 cucchiai di prezzemolo, tritato
- 1 cucchiaino di origano essiccato

Indicazioni:

1. Condire i pezzi di melanzana con sale e pepe, lasciarli da parte per 30 minuti, strizzare un po' l'acqua,

metterli in una ciotola, aggiungere l'olio d'oliva e farli mantecare.
2. In un'altra ciotola, mescolare la carne con sale, pepe, senape e salsa Worcestershire e mescolare bene.
3. Premeteli sul fondo di una pentola di coccio.
4. Aggiungere le melanzane e spalmare.
5. Aggiungete anche i pomodorini, la salsa di pomodoro, il prezzemolo, l'origano e la mozzarella.
6. Coprire Crockpot e cuocere a fuoco basso per 4 ore.
7. Dividere la casseruola tra i piatti e servire calda.

Godere!

Nutrizione: calorie 200, grassi 12, fibre 2, carboidrati 6, proteine 15

Costolette di agnello brasate

È un piatto cheto perfetto!

Tempo di preparazione: 10 minuti
Tempo di cottura: 2 ore e 20 minuti
Porzioni: 4
Ingredienti:

- 8 costolette di agnello
- 1 cucchiaino di aglio in polvere
- Sale e pepe nero a piacere
- 2 cucchiaini di menta, tritata
- Un filo d'olio d'oliva
- 1 scalogno, tritato
- 1 bicchiere di vino bianco
- Succo di ½ limone
- 1 foglia di alloro
- 2 tazze di brodo di manzo
- Un po' di prezzemolo tritato per servire

Per la salsa:

- 2 tazze di mirtilli rossi
- ½ cucchiaino di rosmarino, tritato
- ½ tazza di sterzata
- 1 cucchiaino di menta essiccata

- Succo di ½ limone
- 1 cucchiaino di zenzero, grattugiato
- 1 tazza d'acqua
- 1 cucchiaino di pasta di harissa

Indicazioni:

1. In una ciotola, mescolare le costolette di agnello con sale, pepe, 1 cucchiaino di aglio in polvere e 2 cucchiaini di menta e strofinare bene.
2. Scaldate una padella con un filo d'olio a fuoco medio-alto, aggiungete le costolette di agnello, fatele rosolare su tutti i lati e trasferitele su un piatto.
3. Riscaldare nuovamente la stessa padella a fuoco medio-alto, aggiungere lo scalogno, mescolare e cuocere per 1 minuto.
4. Aggiungere il vino e l'alloro, mescolare e cuocere per 4 minuti.
5. Aggiungere 2 tazze di brodo di manzo, prezzemolo e succo di ½ limone, mescolare e cuocere a fuoco lento per 5 minuti.
6. Riportare l'agnello, mescolare e cuocere per 10 minuti.
7. Coprire la teglia e introdurla nel forno a 350 gradi F per 2 ore.
8. Nel frattempo, scaldare una padella a fuoco medio-alto, aggiungere i mirtilli rossi, il rosmarino, 1 cucchiaino di menta, il succo di ½ limone, lo zenzero, l'acqua e la

pasta di harissa, mescolare e portare a ebollizione per 15 minuti.
9. Togliere le costolette di agnello dal forno, dividerle nei piatti, irrorarle con la salsa di mirtilli rossi e servire.

Nutrizione:calorie 450, grassi 34, fibre 2, carboidrati 6, proteine 26

Incredibile insalata di agnello

È un'insalata aromatizzata che dovresti provare in estate!

Tempo di preparazione: 10 minuti
Tempo di cottura: 35 minuti
Porzioni: 4

Ingredienti:
- 1 cucchiaio di olio d'oliva
- Cosciotto d'agnello da 3 libbre, osso scartato e imburrato
- Sale e pepe nero a piacere
- 1 cucchiaino di cumino, macinato
- Un pizzico di timo essiccato
- 2 spicchi d'aglio, tritati

Per l'insalata:
- 4 once di formaggio feta, sbriciolato
- ½ tazza di noci pecan
- 2 tazze di spinaci
- 1 cucchiaio e ½ di succo di limone
- ¼ tazza di olio d'oliva
- 1 tazza di menta, tritata

Indicazioni:

1. Strofinare l'agnello con sale, pepe, 1 cucchiaio di olio, timo, cumino e aglio tritato, metterlo sulla griglia preriscaldata a fuoco medio-alto e cuocere per 40 minuti, girandolo una volta.
2. Nel frattempo, distribuire le noci pecan su una teglia foderata, infornare a 180°C e tostare per 10 minuti.
3. Trasferire l'agnello grigliato su un tagliere, lasciarlo raffreddare e affettarlo.
4. In un'insalatiera, mescolare gli spinaci con 1 tazza di menta, formaggio feta, ¼ di tazza di olio d'oliva, succo di limone, noci pecan tostate, sale e pepe e mescolare per ricoprire.
5. Aggiungere sopra le fette di agnello e servire.

Godere!

Nutrizione: calorie 334, grassi 33, fibre 3, carboidrati 5, proteine 7

Agnello marocchino

Prova questo piatto marocchino cheto il prima possibile!

Tempo di preparazione: 10 minuti
Tempo di cottura: 15 minuti
Porzioni: 4

Ingredienti:

- 2 cucchiaini di paprika
- 2 spicchi d'aglio, tritati
- 2 cucchiaini di origano essiccato
- 2 cucchiai di sommacco
- 12 cotolette di agnello
- ¼ tazza di olio d'oliva
- 2 cucchiai di acqua
- 2 cucchiaini di cumino, macinato
- 4 carote, affettate
- ¼ di tazza di prezzemolo, tritato
- 2 cucchiaini di harissa
- 1 cucchiaio di aceto di vino rosso
- Sale e pepe nero a piacere
- 2 cucchiai di olive nere snocciolate e affettate

- 6 ravanelli, tagliati a fettine sottili

Indicazioni:
1. In una ciotola, mescolare le cotolette con la paprika, l'aglio, l'origano, il sommacco, il sale, il pepe, metà dell'olio e l'acqua e strofinare bene.
2. Mettete le carote in una pentola, aggiungete acqua fino a coprire, portate ad ebollizione a fuoco medio-alto, fate cuocere per 2 minuti, scolatele e mettetele in un'insalatiera.
3. Aggiungi olive e ravanelli sopra le carote.
4. In un'altra ciotola, mescolare l'harissa con il resto dell'olio, il prezzemolo, il cumino, l'aceto e una spruzzata d'acqua e mescolare bene.
5. Aggiungilo al mix di carote, condisci con sale e pepe e mescola per ricoprire.
6. Scaldare una griglia da cucina a fuoco medio-alto, aggiungere le cotolette di agnello, grigliarle per 3 minuti su ciascun lato e dividerle nei piatti.
7. Aggiungere l'insalata di carote a parte e servire.

Godere!

Nutrizione: calorie 245, grassi 32, fibre 6, carboidrati 4, proteine 34

Deliziosa Salsa Di Agnello E Senape

È così ricco e saporito ed è pronto in solo mezz'ora!

Tempo di preparazione: 10 minuti
Tempo di cottura: 20 minuti
Porzioni: 4

Ingredienti:

- 2 cucchiai di olio d'oliva
- 1 cucchiaio di rosmarino fresco, tritato
- 2 spicchi d'aglio, tritati
- Costolette di agnello da 1 chilo e mezzo
- Sale e pepe nero a piacere
- 1 cucchiaio di scalogno, tritato
- 2/3 tazza di panna
- ½ tazza di brodo di manzo
- 1 cucchiaio di senape
- 2 cucchiaini di salsa Worcestershire senza glutine
- 2 cucchiaini di succo di limone
- 1 cucchiaino di eritritolo
- 2 cucchiai di burro chiarificato
- Una primavera di rosmarino

- Una primavera di timo

Indicazioni:
1. In una ciotola, mescolare 1 cucchiaio di olio con aglio, sale, pepe e rosmarino e frullare bene.
2. Aggiungere le costolette di agnello, mescolare per ricoprire e lasciare da parte per qualche minuto.
3. Scaldare una padella con il resto dell'olio a fuoco medio-alto, aggiungere le costolette di agnello, abbassare la fiamma a media, cuocerle per 7 minuti, girarle, cuocerle per altri 7 minuti, trasferirle in un piatto e tenerle in caldo.
4. Riportare la padella a fuoco medio, aggiungere lo scalogno, mescolare e cuocere per 3 minuti.
5. Aggiungere il brodo, mescolare e cuocere per 1 minuto.
6. Aggiungere la salsa Worcestershire, la senape, l'eritritolo, la panna, il rosmarino e il timo, mescolare e cuocere per 8 minuti.
7. Aggiungere il succo di limone, sale, pepe e il burro chiarificato, eliminare il rosmarino e il timo, mescolare bene e togliere dal fuoco.
8. Dividete le costolette di agnello nei piatti, irroratele con la salsa e servite.

Godere!

Nutrizione: calorie 435, grassi 30, fibre 4, carboidrati 5, proteine 32

Gustoso curry di agnello

Questo curry di agnello ti sorprenderà sicuramente!

Tempo di preparazione: 10 minuti
Tempo di cottura: 4 ore
Porzioni: 6

Ingredienti:

- 2 cucchiai di zenzero, grattugiato
- 2 spicchi d'aglio, tritati
- 2 cucchiaini di cardamomo
- 1 cipolla rossa, tritata
- 6 chiodi di garofano
- 1 libbra di carne di agnello, a cubetti
- 2 cucchiaini di cumino in polvere
- 1 cucchiaino di garama masala
- ½ cucchiaino di peperoncino in polvere
- 1 cucchiaino di curcuma
- 2 cucchiaini di coriandolo, macinato
- 1 libbra di spinaci
- 14 once di pomodori in scatola, tritati

Indicazioni:
1. Nella pentola a cottura lenta, mescola l'agnello con spinaci, pomodori, zenzero, aglio, cipolla, cardamomo, chiodi di garofano, cumino, garam masala, peperoncino, curcuma e coriandolo, mescola, copri e cuoci a temperatura alta per 4 ore.
2. Scopri la pentola a cottura lenta, mescola il peperoncino, dividilo in ciotole e servi.

Godere!

Nutrizione: calorie 160, grassi 6, fibre 3, carboidrati 7, proteine 20

Gustoso Stufato Di Agnello

Non preoccuparti di cercare un'idea per la cena chetogenica! Questo è quello perfetto!

Tempo di preparazione: 10 minuti
Tempo di cottura: 3 ore
Porzioni: 4

Ingredienti:

- 1 cipolla gialla, tritata
- 3 carote, tritate
- 2 libbre di agnello, a cubetti
- 1 pomodoro, tritato
- 1 spicchio d'aglio, tritato
- 2 cucchiai di burro chiarificato
- 1 tazza di brodo di manzo
- 1 bicchiere di vino bianco
- Sale e pepe nero a piacere
- 2 sorgenti di rosmarino
- 1 cucchiaino di timo, tritato

Indicazioni:

1. Scaldare un forno olandese a fuoco medio-alto, aggiungere l'olio e scaldare.
2. Aggiungere l'agnello, sale e pepe, rosolarlo su tutti i lati e trasferirlo in un piatto.
3. Aggiungi la cipolla nella pentola e cuoci per 2 minuti.
4. Aggiungere carote, pomodoro, aglio, burro chiarificato, bastone, vino, sale, pepe, rosmarino e timo, mescolare e cuocere per un paio di minuti.
5. Riporta l'agnello nella pentola, mescola, riduci il fuoco a medio-basso, copri e cuoci per 4 ore.
6. Eliminare le foglie di rosmarino, aggiungere altro sale e pepe, mescolare, dividere nelle ciotole e servire.

Godere!

Nutrizione: calorie 700, grassi 43, fibre 6, carboidrati 10, proteine 67

Deliziosa casseruola di agnello

Servi questo piatto cheto di domenica!

Tempo di preparazione: 10 minuti
Tempo di cottura: 1 ora e 40 minuti
Porzioni: 2

Ingredienti:

- 2 spicchi d'aglio, tritati
- 1 cipolla rossa, tritata
- 1 cucchiaio di olio d'oliva
- 1 gambo di sedano, tritato
- 10 once di filetto di agnello, tagliato a pezzi medi
- Sale e pepe nero a piacere
- 1 tazza e ¼ di brodo di agnello
- 2 carote, tritate
- ½ cucchiaio di rosmarino, tritato
- 1 porro, tritato
- 1 cucchiaio di salsa alla menta
- 1 cucchiaino di stevia
- 1 cucchiaio di passata di pomodoro
- ½ cavolfiore, separando le cimette

- ½ sedano rapa, tritato
- 2 cucchiai di burro chiarificato

Indicazioni:

1. Scaldare una pentola con l'olio a fuoco medio, aggiungere l'aglio, la cipolla e il sedano, mescolare e cuocere per 5 minuti.
2. Aggiungere i pezzi di agnello, mescolare e cuocere per 3 minuti.
3. Aggiungere la carota, il porro, il rosmarino, il brodo, la passata di pomodoro, la salsa alla menta e la stevia, mescolare, portare a ebollizione, coprire e cuocere per 1 ora e 30 minuti.
4. Scaldare una pentola con acqua a fuoco medio, aggiungere il sedano rapa, coprire e cuocere a fuoco lento per 10 minuti.
5. Aggiungete le cimette di cavolfiore, fate cuocere per 15 minuti, scolate il tutto e mescolate con sale, pepe e burro chiarificato.
6. Schiacciare con lo schiacciapatate e dividere il purè nei piatti.
7. Aggiungere sopra il mix di agnello e verdure e servire.

Godere!

Nutrizione: calorie 324, grassi 4, fibre 5, carboidrati 8, proteine 20

Agnello straordinario

Questo è un agnello cheto cotto lentamente che adorerai sicuramente!

Tempo di preparazione: 10 minuti
Tempo di cottura: 8 ore
Porzioni: 6

Ingredienti:

- 2 libbre di coscia di agnello
- Sale e pepe nero a piacere
- 1 cucchiaio di estratto di acero
- 2 cucchiai di senape
- ¼ tazza di olio d'oliva
- 4 timo primavera
- 6 foglie di menta
- 1 cucchiaino di aglio, tritato
- Un pizzico di rosmarino essiccato

Indicazioni:

1. Metti l'olio nella pentola a cottura lenta.

2. Aggiungere l'agnello, sale, pepe, estratto di acero, senape, rosmarino e aglio, strofinare bene, coprire e cuocere a fuoco basso per 7 ore.
3. Aggiungere menta e timo e cuocere per un'altra ora.
4. Lasciare raffreddare un po' l'agnello prima di affettarlo e servirlo con sopra il fondo di cottura.

Godere!

Nutrizione: calorie 400, grassi 34, fibre 1, carboidrati 3, proteine 26

Costolette di agnello alla lavanda

È fantastico e molto saporito! Provalo appena puoi!

Tempo di preparazione: 10 minuti
Tempo di cottura: 25 minuti
Porzioni: 4

Ingredienti:

- 2 cucchiai di rosmarino, tritato
- Costolette di agnello da 1 chilo e mezzo
- Sale e pepe nero a piacere
- 1 cucchiaio di lavanda, tritata
- 2 spicchi d'aglio, tritati
- 3 arance rosse, tagliate a metà
- 2 piccoli pezzetti di buccia d'arancia
- Un filo d'olio d'oliva
- 1 cucchiaino di burro chiarificato

Indicazioni:

1. In una ciotola, mescolare le costolette di agnello con sale, pepe, rosmarino, lavanda, aglio e scorza d'arancia, mescolare per ricoprire e lasciare da parte per un paio d'ore.

2. Ungere la griglia della cucina con il burro chiarificato, scaldare a fuoco medio-alto, adagiarvi sopra le costolette di agnello, cuocere per 3 minuti, capovolgere, spremere sopra 1 metà di arancia, cuocere per altri 3 minuti, girarle di nuovo, cuocerle per 2 minuti e spremete sopra un'altra metà d'arancia.
3. Disporre le costolette di agnello su un piatto e tenerle al caldo per ora.
4. Aggiungi le rimanenti metà dell'arancia sulla griglia preriscaldata, cuocile per 3 minuti, girale e cuocile per altri 3 minuti.
5. Dividere le costolette di agnello nei piatti, aggiungere metà dell'arancia a parte, irrorare con un po' di olio d'oliva e servire.

Godere!

Nutrizione:calorie 250, grassi 5, fibre 1, carboidrati 5, proteine 8

Costolette di agnello in crosta

Questo è facile da preparare e avrà un sapore molto buono!

Tempo di preparazione: 10 minuti
Tempo di cottura: 15 minuti
Porzioni: 4

Ingredienti:

- 2 carré di agnello, tagliati a costolette
- Sale e pepe nero a piacere
- 3 cucchiai di paprica
- ¾ tazza di cumino in polvere
- 1 cucchiaino di peperoncino in polvere

Indicazioni:

1. In una ciotola, mescolare la paprika con il cumino, il peperoncino, il sale e il pepe e mescolare.
2. Aggiungere le costolette d'agnello e strofinarle bene.
3. Riscalda la griglia a temperatura media, aggiungi le costolette di agnello, cuoci per 5 minuti, gira e cuoci per altri 5 minuti.
4. Girateli nuovamente, cuoceteli per 2 minuti e poi ancora per altri 2 minuti dall'altro lato.

Godere!

Nutrizione: calorie 200, grassi 5, fibre 2, carboidrati 4, proteine 8

Agnello E Condimento All'arancia

Adorerai questo piatto!

Tempo di preparazione: 10 minuti
Tempo di cottura: 4 ore
Porzioni: 4

Ingredienti:

- 2 stinchi di agnello
- Sale e pepe nero a piacere
- 1 testa d'aglio sbucciata
- 4 cucchiai di olio d'oliva
- Succo di ½ limone
- Scorza di ½ limone
- ½ cucchiaino di origano essiccato

Indicazioni:

1. Nella pentola a cottura lenta, mescola l'agnello con sale e pepe.
2. Aggiungere l'aglio, coprire e cuocere a fuoco alto per 4 ore.

3. Nel frattempo, in una ciotola, mescolare il succo di limone con la scorza di limone, un po' di sale e pepe, l'olio d'oliva e l'origano e frullare molto bene.
4. Scopri la pentola a cottura lenta, sminuzza la carne di agnello e scarta l'osso e dividi tra i piatti.
5. Cospargere la salsa al limone dappertutto e servire.

Godere!

Nutrizione: calorie 160, grassi 7, fibre 3, carboidrati 5, proteine 12

Costolette Di Agnello E Gustoso Pesto Alla Menta

Il pesto rende questo piatto cheto davvero sorprendente e gustoso!

Tempo di preparazione: 1 ora
Tempo di cottura: 2 ore
Porzioni: 4

Ingredienti:

- 1 tazza di prezzemolo
- 1 tazza di menta
- 1 cipolla gialla piccola, tritata grossolanamente
- 1/3 tazza di pistacchi
- 1 cucchiaino di scorza di limone
- 5 cucchiai di olio di avocado
- Sale a piacere
- Costolette di agnello da 2 libbre
- ½ cipolla, tritata
- 5 spicchi d'aglio, tritati
- Succo di 1 arancia

Indicazioni:

1. Nel robot da cucina, mescolare il prezzemolo con la menta, 1 cipolla piccola, i pistacchi, la scorza di limone, il sale e l'olio di avocado e frullare molto bene.
2. Strofinare l'agnello con questo composto, metterlo in una ciotola, coprire e lasciare in frigorifero per 1 ora.
3. Trasferire l'agnello in una teglia, aggiungere anche l'aglio e ½ cipolla, irrorare con il succo d'arancia e cuocere in forno a 250 gradi F per 2 ore.
4. Dividere nei piatti e servire.

Godere!

Nutrizione: calorie 200, grassi 4, fibre 1, carboidrati 5, proteine 7

Agnello Con Finocchio E Fichi

Avrà un gusto divino!

Tempo di preparazione: 10 minuti
Tempo di cottura: 40 minuti
Porzioni: 4

Ingredienti:

- Carré di agnello da 12 once
- 2 bulbi di finocchio, affettati
- Sale e pepe nero a piacere
- 2 cucchiai di olio d'oliva
- 4 fichi tagliati a metà
- 1/8 di tazza di aceto di mele
- 1 cucchiaio di scarto

Indicazioni:

1. In una ciotola, mescolare il finocchio con i fichi, l'aceto, la salsa e l'olio, mescolare per ricoprire bene e trasferire in una teglia.
2. Condire con sale e pepe, introdurre in forno a 400 gradi F e cuocere per 15 minuti.

3. Condire l'agnello con sale e pepe, metterlo in una padella riscaldata a fuoco medio-alto e cuocere per un paio di minuti.
4. Aggiungere l'agnello nella pirofila con i finocchi e i fichi, infornare e cuocere per altri 20 minuti.
5. Dividete il tutto nei piatti e servite.

Godere!

Nutrizione:calorie 230, grassi 3, fibre 3, carboidrati 5, proteine 10

Vitello E Cavolo Al Forno

Tutti dovrebbero imparare a preparare questo meraviglioso piatto!

Tempo di preparazione: 10 minuti
Tempo di cottura: 40 minuti
Porzioni: 4

Ingredienti:

- 17 once di vitello, tagliato a cubetti
- 1 cavolo cappuccio, tritato
- Sale e pepe nero a piacere
- 3,4 once di prosciutto, tritato grossolanamente
- 1 cipolla gialla piccola, tritata
- 2 spicchi d'aglio, tritati
- 1 cucchiaio di burro chiarificato
- ½ tazza di parmigiano, grattugiato
- ½ tazza di panna acida

Indicazioni:

1. Scaldare una pentola con il burro chiarificato a fuoco medio-alto, aggiungere la cipolla, mescolare e cuocere per 2 minuti.

2. Aggiungere l'aglio, mescolare e cuocere per 1 altro minuto.
3. Aggiungere il prosciutto e la carne di vitello, mescolare e cuocere finché non saranno leggermente dorati.
4. Aggiungere il cavolo, mescolare e cuocere finché non si ammorbidisce e la carne diventa tenera.
5. Aggiungere panna, sale, pepe e formaggio, mescolare delicatamente, introdurre in forno a 180°C e cuocere per 20 minuti.
6. Dividere nei piatti e servire.

Godere!

Nutrizione:calorie 230, grassi 7, fibre 4, carboidrati 6, proteine 29

Delizioso manzo alla borgognona

Potrebbe sembrare un po' fantasioso, ma è davvero facile da realizzare!

Tempo di preparazione: 3 ore e 10 minuti
Tempo di cottura: 5 ore e 15 minuti
Porzioni: 8

Ingredienti:
- 3 cucchiai di olio d'oliva
- 2 cucchiai di cipolla, tritata
- 1 cucchiaio di scaglie di prezzemolo
- 1 bicchiere e ½ di vino rosso
- 1 cucchiaino di timo essiccato
- Sale e pepe nero a piacere
- 1 foglia di alloro
- 1/3 tazza di farina di mandorle
- 4 libbre di manzo, a cubetti
- 24 cipolle bianche piccole
- 8 fette di pancetta, tritate
- 2 spicchi d'aglio, tritati
- 1 libbra di funghi, tritati grossolanamente

Indicazioni:
1. In una ciotola, mescolare il vino con l'olio d'oliva, la cipolla tritata, il timo, il prezzemolo, il sale, il pepe e l'alloro e frullare bene.
2. Aggiungere i cubetti di manzo, mescolare e lasciare da parte per 3 ore.
3. Scolare la carne e riservare 1 tazza di marinata.
4. Aggiungere la farina sulla carne e mescolare per ricoprire.
5. Scaldare una padella a fuoco medio-alto, aggiungere la pancetta, mescolare e cuocere finché non sarà leggermente dorata.
6. Aggiungere le cipolle, mescolare e cuocere per altri 3 minuti.
7. Aggiungere l'aglio, mescolare, cuocere per 1 minuto e trasferire il tutto in una pentola a cottura lenta.
8. Aggiungi anche la carne nella pentola a cottura lenta e mescola.
9. Scaldare la padella con il grasso della pancetta a fuoco medio-alto, aggiungere i funghi e la cipolla bianca, mescolare e farli rosolare per un paio di minuti.
10. Aggiungi anche questi nella pentola a cottura lenta, aggiungi anche la marinata messa da parte, un po' di sale e pepe, copri e cuoci a temperatura alta per 5 ore.

11. Dividere nei piatti e servire.

Godere!

Nutrizione:calorie 435, grassi 16, fibre 1, carboidrati 7, proteine 45

Manzo Arrosto

E 'così semplice!

Tempo di preparazione: 10 minuti
Tempo di cottura: 8 ore
Porzioni: 8

Ingredienti:

- Arrosto di manzo da 5 libbre
- Sale e pepe nero a piacere
- ½ cucchiaino di sale di sedano
- 2 cucchiaini di peperoncino in polvere
- 1 cucchiaio di olio di avocado
- 1 cucchiaio di paprika dolce
- Un pizzico di pepe di cayenna
- ½ cucchiaino di aglio in polvere
- ½ tazza di brodo di manzo
- 1 cucchiaio di aglio tritato
- ¼ di cucchiaino di senape secca

Indicazioni:

1. Scaldate una padella con l'olio a fuoco medio-alto, aggiungete l'arrosto di manzo e fatelo rosolare su tutti i lati.
2. In una ciotola, mescolare la paprika con il peperoncino in polvere, il sale di sedano, il sale, il pepe, il pepe di Caienna, l'aglio in polvere e la senape in polvere e mescolare.
3. Aggiungere l'arrosto, strofinare bene e trasferirlo in una Crockpot.
4. Aggiungere il brodo di manzo e l'aglio sull'arrosto e cuocere a fuoco basso per 8 ore.
5. Trasferire la carne su un tagliere, lasciarla raffreddare un po', affettarla e dividerla nei piatti.
6. Filtrare i succhi dalla pentola, irrorare la carne e servire.

Godere!

Nutrizione: calorie 180, grassi 5, fibre 1, carboidrati 5, proteine 25

Stufato di manzo incredibile

Dovresti provare questo stufato chetogenico oggi!

Tempo di preparazione: 10 minuti
Tempo di cottura: 4 ore e 10 minuti
Porzioni: 4

Ingredienti:

- 8 once di pancetta, tritata
- 4 libbre di manzo, a cubetti
- 4 spicchi d'aglio, tritati
- 2 cipolle marroni, tritate
- 2 cucchiai di olio d'oliva
- 4 cucchiai di aceto rosso
- 4 tazze di brodo di manzo
- 2 cucchiai di concentrato di pomodoro
- 2 bastoncini di cannella
- 3 strisce di buccia di limone
- Una manciata di prezzemolo, tritato
- 4 sorgenti di timo
- 2 cucchiai di burro chiarificato
- Sale e pepe nero a piacere

Indicazioni:
1. Scaldare una padella con l'olio a fuoco medio-alto, aggiungere la pancetta, la cipolla e l'aglio, mescolare e cuocere per 5 minuti. Aggiungere la carne di manzo, mescolare e cuocere fino a doratura.
2. Aggiungi aceto, sale, pepe, brodo, concentrato di pomodoro, cannella, scorza di limone, timo e burro chiarificato, mescola, cuoci per 3 minuti e trasferisci il tutto nella pentola a cottura lenta.
3. Coprire e cuocere a temperatura alta per 4 ore.
4. Eliminare la cannella, la scorza di limone e il timo, aggiungere il prezzemolo, mescolare e dividere nelle ciotole.
5. Servire caldo.

Godere!

Nutrizione: calorie 250, grassi 6, fibre 1, carboidrati 7, proteine 33

Stufato Di Maiale Delizioso

Un meraviglioso stufato di keto è tutto ciò di cui hai bisogno oggi!

Tempo di preparazione: 10 minuti
Tempo di cottura: 1 ora e 20 minuti
Porzioni: 12

Ingredienti:

- 2 cucchiai di olio di cocco
- 4 libbre di maiale, a cubetti
- Sale e pepe nero a piacere
- 2 cucchiai di burro chiarificato
- 3 spicchi d'aglio, tritati
- ¾ tazza di brodo di manzo
- ¾ tazza di aceto di mele
- 3 carote, tritate
- 1 testa di cavolo cappuccio, tritata
- ½ tazza di cipolla verde, tritata
- 1 tazza di panna da montare

Indicazioni:

1. Scaldare una padella con il burro chiarificato e l'olio a fuoco medio-alto, aggiungere la carne di maiale e rosolarla per qualche minuto su ciascun lato.
2. Aggiungere l'aceto e il brodo, mescolare bene e portare a ebollizione.
3. Aggiungere il cavolo, l'aglio, il sale e il pepe, mescolare, coprire e cuocere per 1 ora.
4. Aggiungere le carote e le cipolle verdi, mescolare e cuocere per altri 15 minuti.
5. Aggiungere la panna montata, mescolare per 1 minuto, dividere nei piatti e servire.

Godere!

Nutrizione: calorie 400, grassi 25, fibre 3, carboidrati 6, proteine 43

Stufato Di Salsiccia Delizioso

Ti consigliamo di provare questo stufato se stai seguendo una dieta cheto!

Tempo di preparazione: 10 minuti
Tempo di cottura: 20 minuti
Porzioni: 9

Ingredienti:

- Salsiccia affumicata da 1 libbra, affettata
- 1 peperone verde, tritato
- 2 cipolle gialle, tritate
- Sale e pepe nero a piacere
- 1 tazza di prezzemolo, tritato
- 8 cipolle verdi, tritate
- ¼ di tazza di olio di avocado
- 1 tazza di brodo di manzo
- 6 spicchi d'aglio
- 28 once di pomodori in scatola, tritati
- 16 once di gombo, tritato
- 8 once di salsa di pomodoro
- 2 cucchiai di aminoacidi al cocco

- 1 cucchiaio di salsa piccante senza glutine

Indicazioni:
1. Scaldare una pentola con l'olio a fuoco medio-alto, aggiungere le salsicce, mescolare e cuocere per 2 minuti.
2. Aggiungere la cipolla, il peperone, le cipolle verdi, il prezzemolo, il sale e il pepe, mescolare e cuocere per altri 2 minuti.
3. Aggiungere il brodo, l'aglio, i pomodori, l'okra, la salsa di pomodoro, gli aminoacidi di cocco e la salsa piccante, mescolare, portare a ebollizione e cuocere per 15 minuti.
4. Salare e pepare, mescolare, dividere nelle ciotole e servire.

Godere!

Nutrizione: calorie 274, grassi 20, fibre 4, carboidrati 7, proteine 10

Spezzatino Di Manzo Alla Borgogna

È ora di imparare a preparare uno stufato cheto speciale per i tuoi cari!

Tempo di preparazione: 10 minuti
Tempo di cottura: 3 ore
Porzioni: 7

Ingredienti:

- Arrosto di manzo da 2 libbre, tagliato a cubetti
- 15 once di pomodori in scatola, tritati
- 4 carote, tritate
- Sale e pepe nero a piacere
- Mezzo chilo di funghi, affettati
- 2 costole di sedano, tritate
- 2 cipolle gialle, tritate
- 1 tazza di brodo di manzo
- 1 cucchiaio di timo, tritato
- ½ cucchiaino di senape in polvere
- 3 cucchiai di farina di mandorle
- 1 tazza d'acqua

Indicazioni:

1. Scaldare una pentola da forno a fuoco medio-alto, aggiungere i cubetti di manzo, mescolare e farli rosolare per un paio di minuti su ciascun lato.
2. Aggiungere i pomodori, i funghi, le cipolle, le carote, il sedano, il sale, la senape, il brodo e il timo e mescolare.
3. In una ciotola mescolare l'acqua con la farina e mescolare bene. Aggiungere questo nella pentola, mescolare bene, infornare e cuocere a 180 °C per 3 ore.
4. Mescolare ogni mezz'ora.
5. Dividere nelle ciotole e servire.

Godere!

Nutrizione: calorie 275, grassi 13, fibre 4, carboidrati 7, proteine 28

Verdi in stile catalano

Questo piatto vegetariano cheto è semplicemente fantastico!

Tempo di preparazione: 10 minuti
Tempo di cottura: 15 minuti
Porzioni: 4

Ingredienti:

- 1 mela, senza torsolo e tritata
- 1 cipolla gialla, affettata
- 3 cucchiai di olio di avocado
- ¼ di tazza di uvetta
- 6 spicchi d'aglio, tritati
- ¼ tazza di pinoli, tostati
- ¼ di tazza di aceto balsamico
- 5 tazze di spinaci misti e bietole
- Sale e pepe nero a piacere
- Un pizzico di noce moscata

Indicazioni:

1. Scaldare una padella con l'olio a fuoco medio-alto, aggiungere la cipolla, mescolare e cuocere per 3 minuti.
2. Aggiungere la mela, mescolare e cuocere per altri 4 minuti.

3. Aggiungere l'aglio, mescolare e cuocere per 1 minuto.
4. Aggiungere l'uvetta, l'aceto e il misto di spinaci e bietole, mescolare e cuocere per 5 minuti.
5. Aggiungete noce moscata, sale e pepe, mescolate, fate cuocere ancora qualche secondo, distribuite nei piatti e servite.

Godere!

Nutrizione:calorie 120, grassi 1, fibre 2, carboidrati 3, proteine 6

Zuppa di bietole

Questo è molto abbondante e ricco!

Tempo di preparazione: 10 minuti
Tempo di cottura: 35 minuti
Porzioni: 12

Ingredienti:

- 4 tazze di bietole, tritate
- 4 tazze di petto di pollo, cotto e sminuzzato
- 2 tazze d'acqua
- 1 tazza di funghi, affettati
- 1 cucchiaio di aglio tritato
- 1 cucchiaio di olio di cocco, sciolto
- ¼ tazza di cipolla, tritata
- 8 tazze di brodo di pollo
- 2 tazze di zucca gialla, tritata
- 1 tazza di fagiolini, tagliati a pezzi medi
- 2 cucchiai di aceto
- ¼ tazza di basilico, tritato
- Sale e pepe nero a piacere
- 4 fette di pancetta, tritate

- ¼ tazza di pomodori secchi, tritati

Indicazioni:
1. Scaldare una pentola con l'olio a fuoco medio-alto, aggiungere la pancetta, mescolare e cuocere per 2 minuti. Aggiungere i pomodori, l'aglio, le cipolle e i funghi, mescolare e cuocere per 5 minuti.
2. Aggiungere l'acqua, il brodo e il pollo, mescolare e cuocere per 15 minuti.
3. Aggiungere la bietola, i fagiolini, la zucca, sale e pepe, mescolare e cuocere per altri 10 minuti.
4. Aggiungere aceto, basilico, altro sale e pepe se necessario, mescolare, versare in ciotole e servire.

Godere!

Nutrizione: calorie 140, grassi 4, fibre 2, carboidrati 4, proteine 18

Zuppa speciale di bietole

È così sorprendente!

Tempo di preparazione: 10 minuti
Tempo di cottura: 2 ore e 10 minuti
Porzioni: 4

Ingredienti:

- 1 cipolla rossa, tritata
- 1 mazzetto di bietole, tritate
- 1 zucca gialla, tritata
- 1 zucchina, tritata
- 1 peperone verde, tritato
- Sale e pepe nero a piacere
- 6 carote, tritate
- 4 tazze di pomodori, tritati
- 1 tazza di cimette di cavolfiore, tritate
- 1 tazza di fagiolini, tritati
- 6 tazze di brodo di pollo
- 7 once di concentrato di pomodoro in scatola
- 2 tazze d'acqua
- 1 libbra di salsiccia, tritata

- 2 spicchi d'aglio, tritati
- 2 cucchiaini di timo, tritato
- 1 cucchiaino di rosmarino essiccato
- 1 cucchiaio di finocchio, tritato
- ½ cucchiaino di fiocchi di peperoncino
- Un po' di parmigiano grattugiato per servire

Indicazioni:

1. Riscalda una padella a fuoco medio-alto, aggiungi la salsiccia e l'aglio, mescola e cuoci finché non diventa dorata e trasferiscila insieme ai suoi succhi nella pentola a cottura lenta.
2. Aggiungere cipolla, bietola, zucca, peperone, zucchine, carote, pomodori, cavolfiore, fagiolini, concentrato di pomodoro, brodo, acqua, timo, finocchio, rosmarino, scaglie di pepe, sale e pepe, mescolare, coprire e cuocere a temperatura alta per 2 ore.
3. Scoprire la pentola, mescolare la zuppa, versare il mestolo nelle ciotole, cospargere il parmigiano e servire.

Godere!

Nutrizione: calorie 150, grassi 8, fibre 2, carboidrati 4, proteine 9

Crema Di Pomodori Arrostiti

Renderà la tua giornata molto più semplice!

Tempo di preparazione: 10 minuti
Tempo di cottura: 1 ora
Porzioni: 8

Ingredienti:

- 1 peperoncino jalapeno, tritato
- 4 spicchi d'aglio, tritati
- 2 chili di pomodorini, tagliati a metà
- 1 cipolla gialla, tagliata a spicchi
- Sale e pepe nero a piacere
- ¼ tazza di olio d'oliva
- ½ cucchiaino di origano essiccato
- 4 tazze di brodo di pollo
- ¼ tazza di basilico, tritato
- ½ tazza di parmigiano, grattugiato

Indicazioni:

1. Distribuire i pomodori e la cipolla in una pirofila. Aggiungere l'aglio e il peperoncino, condire con sale, pepe e origano e irrorare con l'olio.

2. Mescolare per ricoprire e cuocere in forno a 425 gradi F per 30 minuti.
3. Togliere il composto di pomodori dal forno, trasferirlo in una pentola, aggiungere il brodo e scaldare il tutto a fuoco medio-alto.
4. Portare a ebollizione, coprire la pentola, abbassare la fiamma e cuocere a fuoco lento per 20 minuti.
5. Frullare con un frullatore ad immersione, aggiustare di sale, pepe e basilico, mescolare e versare nelle zuppiere.
6. Cospargete di parmigiano e servite.

Godere!

Nutrizione: calorie 140, grassi 2, fibre 2, carboidrati 5, proteine 8

Zuppa Di Melanzane

Questo è proprio quello di cui avevi bisogno oggi!

Tempo di preparazione: 10 minuti
Tempo di cottura: 50 minuti
Porzioni: 4

Ingredienti:

- 4 pomodori
- 1 cucchiaino di aglio, tritato
- ¼ cipolla gialla, tritata
- Sale e pepe nero a piacere
- 2 tazze di brodo di pollo
- 1 foglia di alloro
- ½ tazza di panna
- 2 cucchiai di basilico, tritato
- 4 cucchiai di parmigiano, grattugiato
- 1 cucchiaio di olio d'oliva
- 1 melanzana, tritata

Indicazioni:

1. Distribuire i pezzi di melanzana su una teglia, mescolare con olio, cipolla, aglio, sale e pepe, infornare a 400 gradi F e cuocere per 15 minuti.
2. Mettete l'acqua in una pentola, portate ad ebollizione a fuoco medio, aggiungete i pomodori, fateli cuocere a vapore per 1 minuto, sbucciateli e tritateli.
3. Togliere il composto di melanzane dal forno e trasferirlo in una pentola.
4. Aggiungere i pomodori, il brodo, l'alloro, sale e pepe, mescolare, portare a ebollizione e cuocere a fuoco lento per 30 minuti.
5. Aggiungere la panna, il basilico e il parmigiano, mescolare, versare in una zuppiera e servire.

Godere!

Nutrizione: calorie 180, grassi 2, fibre 3, carboidrati 5, proteine 10

Stufato Di Melanzane

Questo è perfetto per un pasto in famiglia!

Tempo di preparazione: 10 minuti
Tempo di cottura: 30 minuti
Porzioni: 4

Ingredienti:

- 1 cipolla rossa, tritata
- 2 spicchi d'aglio, tritati
- 1 mazzetto di prezzemolo, tritato
- Sale e pepe nero a piacere
- 1 cucchiaino di origano essiccato
- 2 melanzane, tagliate a pezzi medi
- 2 cucchiai di olio d'oliva
- 2 cucchiai di capperi, tritati
- 1 manciata di olive verdi snocciolate e affettate
- 5 pomodori, tagliati
- 3 cucchiai di aceto alle erbe

Indicazioni:

1. Scaldare una pentola con l'olio a fuoco medio, aggiungere le melanzane, l'origano, sale e pepe, mescolare e cuocere per 5 minuti.
2. Aggiungere l'aglio, la cipolla e il prezzemolo, mescolare e cuocere per 4 minuti.
3. Aggiungere i capperi, le olive, l'aceto e i pomodori, mescolare e cuocere per 15 minuti.
4. Se necessario aggiungete altro sale e pepe, mescolate, dividete nelle ciotole e servite.

Godere!

Nutrizione: calorie 200, grassi 13, fibre 3, carboidrati 5, proteine 7

Zuppa Di Peperoni Arrostiti

Questo non è solo delizioso! È cheto e anche salutare!

Tempo di preparazione: 10 minuti
Tempo di cottura: 15 minuti
Porzioni: 6

Ingredienti:

- 12 once di peperoni arrostiti, tritati
- 2 cucchiai di olio d'oliva
- 2 spicchi d'aglio, tritati
- 29 once di brodo di pollo in scatola
- Sale e pepe nero a piacere
- 7 once di acqua
- 2/3 tazza di panna
- 1 cipolla gialla, tritata
- ¼ tazza di parmigiano grattugiato
- 2 gambi di sedano, tritati

Indicazioni:

1. Scaldare una pentola con l'olio a fuoco medio, aggiungere la cipolla, l'aglio, il sedano, un po' di sale e pepe, mescolare e cuocere per 8 minuti.

2. Aggiungere i peperoni, l'acqua e il brodo, mescolare, portare a ebollizione, coprire, abbassare la fiamma e cuocere a fuoco lento per 5 minuti.
3. Frullare la zuppa con un frullatore ad immersione, quindi aggiungere altro sale, pepe e panna, mescolare, portare a ebollizione e togliere dal fuoco.
4. Versare nelle ciotole, spolverare il parmigiano e servire.

Godere!

Nutrizione: calorie 176, grassi 13, fibre 1, carboidrati 4, proteine 6

Zuppa Di Cavolo Deliziosa

Questa deliziosa zuppa di cavolo diventerà presto la tua nuova zuppa keto preferita!

Tempo di preparazione: 10 minuti
Tempo di cottura: 45 minuti
Porzioni: 8

Ingredienti:

- 1 spicchio d'aglio, tritato
- 1 testa di cavolo, tritata
- 2 libbre di manzo macinato
- 1 cipolla gialla, tritata
- 1 cucchiaino di cumino
- 4 cubetti di brodo
- Sale e pepe nero a piacere
- 10 once di pomodori in scatola e peperoncini verdi
- 4 tazze d'acqua

Indicazioni:

1. Scaldare una padella a fuoco medio, aggiungere la carne, mescolare e rosolare per qualche minuto.

2. Aggiungere la cipolla, mescolare, cuocere per altri 4 minuti e trasferire in una pentola.
3. Riscaldare, aggiungere il cavolo, il cumino, l'aglio, i dadi da brodo, i pomodori, i peperoncini e l'acqua, mescolare, portare a ebollizione a fuoco vivace, coprire, abbassare la temperatura e cuocere per 40 minuti.
4. Condire con sale e pepe, mescolare, versare in ciotole e servire.

Godere!

Nutrizione: calorie 200, grassi 3, fibre 2, carboidrati 6, proteine 8

Ricette di dessert chetogenici

Tartufi al cioccolato

Questi sono così meravigliosi e deliziosi!

Tempo di preparazione: 10 minuti
Tempo di cottura: 6 minuti
Porzioni: 22

Ingredienti:

- 1 tazza di gocce di cioccolato senza zucchero
- 2 cucchiai di burro
- 2/3 tazza di panna
- 2 cucchiaini di brandy
- 2 cucchiai sterzano
- ¼ cucchiaino di estratto di vaniglia
- Polvere di cacao

Indicazioni:

1. Metti la panna in una ciotola resistente al calore, aggiungi il burro, le gocce di cioccolato, mescola, mettila nel microonde e scalda per 1 minuto.
2. Lasciare da parte per 5 minuti, mescolare bene e unire con il brandy e la vaniglia.
3. Mescolare ancora e lasciare riposare in frigorifero per un paio d'ore.

4. Usa uno scavino per melone per modellare i tuoi tartufi, rotolali nel cacao in polvere e servili.

Godere!

Nutrizione: calorie 60, grassi 5, fibre 4, carboidrati 6, proteine 1

Ciambelle deliziose

Queste ciambelle keto hanno un aspetto e un sapore meravigliosi!

Tempo di preparazione: 10 minuti
Tempo di cottura: 15 minuti
Porzioni: 24

Ingredienti:

- ¼ di tazza di eritritolo
- ¼ di tazza di farina di semi di lino
- ¾ tazza di farina di mandorle
- 1 cucchiaino di lievito in polvere
- 1 cucchiaino di estratto di vaniglia
- 2 uova
- 3 cucchiai di olio di cocco
- ¼ tazza di latte di cocco
- 20 gocce di colorante alimentare rosso
- Un pizzico di sale
- 1 cucchiaio di cacao in polvere

Indicazioni:

1. In una ciotola, mescolare la farina di semi di lino con la farina di mandorle, il cacao in polvere, il lievito, l'eritritolo e il sale e mescolare.
2. In un'altra ciotola, mescola l'olio di cocco con il latte di cocco, la vaniglia, il colorante alimentare e le uova e mescola.
3. Unisci i 2 composti, mescola con una frusta a mano, trasferisci in una sacca, fai un buco nella sacca e forma 12 ciambelline su una teglia.
4. Introdurre nel forno a 350 gradi F e cuocere per 15 minuti.
5. Disponeteli su un piatto da portata e serviteli.

Godere!

Nutrizione: calorie 60, grassi 4, fibre 0, carboidrati 1, proteine 2

www.ingramcontent.com/pod-product-compliance
Lightning Source LLC
Chambersburg PA
CBHW071329110526
44591CB00010B/1081